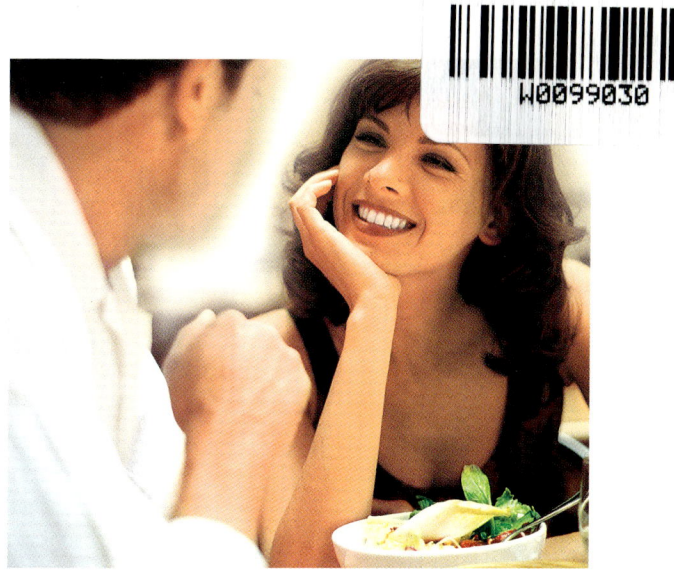

EDITA POSPISIL

Mittelmeerdiät
Gesund genießen, länger leben

- ➤ Warum die Mittelmeerdiät so gesund ist
- ➤ Wirksamer Schutz vor Herzinfarkt
- ➤ Fit und schlank mit Lust und Genuß

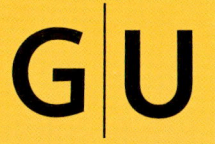

Inhalt

Ein Wort zuvor	5

Mediterrane Küche 7

Mittelmeerküche – was steckt dahinter? 8
Genuß und Lebensfreude 8
Ein Fest der Sinne 9
 Noch ein Wort zum Thema Zeit 10
Die Mittelmeerküche – gibt es sie überhaupt? 10
Merkur als Küchenchef 12

Mittelmeerküche – gesunde Küche 14
Mittelmeer»diät« – was ist das? 14
 Die Enträtselung der traditionellen Mittelmeerkost 15
Mediterrane Ernährung – eine konzertierte Aktion 16
 Wichtigste Merkmale der Mittelmeerdiät 16
 Negative Folgen veränderter Ernährungsweise 16
 Mediterrane Kost – europaweit 17
Die Mittelmeerkost-Pyramide 17

Die fünf Säulen der klassischen Mittelmeerkost 19
Getreide und Getreideprodukte 19
Gemüse und Obst – die bunte Vielfalt 22
 Basilikum & Co 25
Poseidons Geschenk – Fisch und Meeresfrüchte 28
»Flüssiges Gold«: Olivenöl 29
Unverzichtbar – ein Glas Rotwein zum Essen 33

Gesund und fit mit Mittelmeerdiät 37

Die Mittelmeerkost beugt vor 38
Ideale Fettzusammensetzung 38
 Fettsäuren und Cholesterinspiegel 38

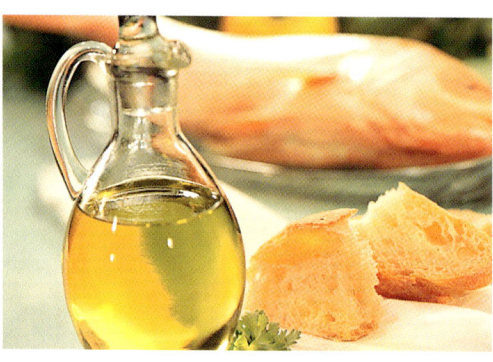

Reich an Kohlenhydraten und Ballaststoffen 40
 Einfache und komplexe Kohlenhydrate 40
 Lösliche und unlösliche Ballaststoffe 41
Ausreichend Vitamine und Mineralstoffe 41

Funktion und Wirkung von Vitaminen	41
Funktion und Wirkung von Mineralstoffen	42
Waffen der Pflanzen – unser Nutzen	43
Nutzen und Wirkung	43
Vielfalt an sekundären Pflanzenstoffen	44
Die Mischung macht´s	48

So hilft die Mittelmeerdiät 49

Die Gefahr falscher Ernährung	49
Arteriosklerose und Herz-Kreislauf-Erkrankungen	49
Risikofaktoren der Arteriosklerose	50
Schutzfaktoren gegen Arteriosklerose	50
Mittelmeerkost und Übergewicht	51
Im Vordergrund steht die Lebensfreude	52
Risikofaktor Übergewicht	53
Mittelmeerkost und erhöhte Blutfette	53
Risikofaktor erhöhte Blutfette	54
Mittelmeerkost und Bluthochdruck	55
Risikofaktor Bluthochdruck	56
Mittelmeerkost und Zuckerkrankheit	56
Risikofaktor Zuckerkrankheit	57
Helfershelfer der Risikofaktoren	57
Freie Radikale	57
Fibrinogen	58
Homocystein	58
Mittelmeerküche und Krebsvorbeugung	59

Mediterran genießen 61

Abnehmen mit der Mittelmeerdiät 62

Übergewicht? Nein, danke!	62
Wann liegt Übergewicht vor?	62
Welche Wege führen zum Ziel?	64
Wichtige Küchentips im Vorfeld	67
Die Mittelmeerküche hilft	69
Wo bleibt das Frühstück?	69
Frisches für den kleinen Hunger	70
Gemüse rund ums Mittelmeer	74
Nudeln auf italienische Art	76
Reis und Hülsenfrüchte	81
Fisch und Meeresfrüchte	85
Fleischgerichte – Solisten in der Mittelmeerküche	88

Zum Nachschlagen

Bücher und Adressen, die weiterhelfen	93
Sachregister	94
Rezeptregister	95

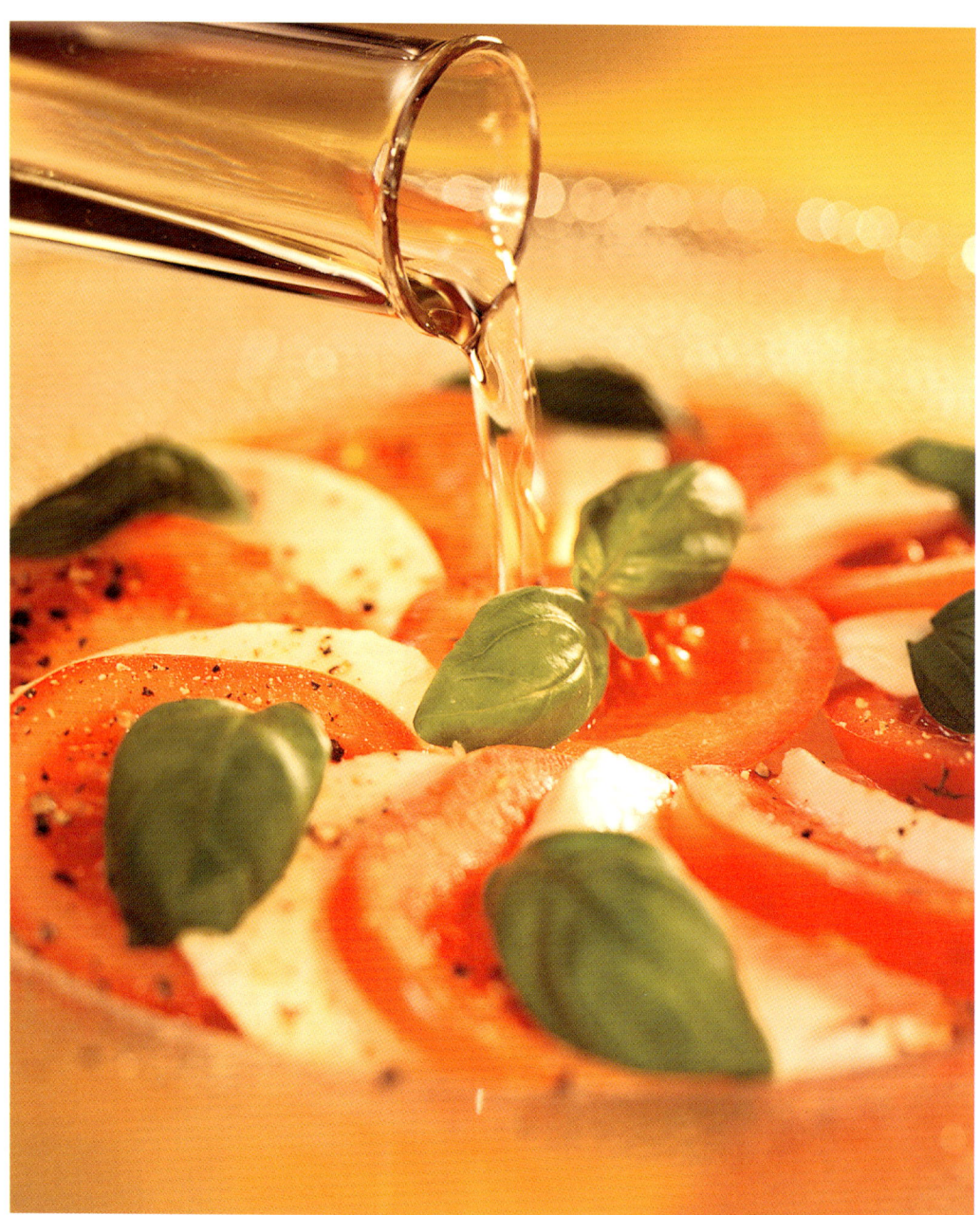

Ein Wort zuvor

Mittelmeer, südländische Küche, mediterrane Genuß- und Lebensfreude – sofort glaubt man, das herbfrische Aroma verschiedenster Kräuter in sich aufzunehmen, sieht man knackige Salate, duftende Gemüsegerichte und Fischplatten vor seinem geistigen Auge, denkt an das ein oder andere Glas köstlichen Rotwein, an Käse und süße Früchte, die so manches »Schlemmermahl« im Urlaub abgerundet haben. All das aber paßt nun so ganz und gar nicht zu dem für viele abschreckenden Begriff Diät – denn »Mittelmeerküche« und »Diät«, so scheint es, kann nur ein Widerspruch in sich selber sein.

Doch die Mittelmeerküche bietet noch mehr als puren Genuß: Sie kann ganz wesentlich zur Erhaltung sowie zur Wiedererlangung unserer Gesundheit beitragen und sie ermöglicht das vermeintlich Unmögliche, nämlich genüßlich zu essen und dennoch sein Gewicht zu halten oder gar zu reduzieren. Zwar kann auch die Mittelmeerküche keine Wunder vollbringen, sie verlangt aber auch keinen schwerwiegenden Verzicht. Sogar das Glas Rotwein zum Essen gehört ausdrücklich dazu und ist gleichermaßen von gesundheitlichem Nutzen.

All die Vorteile der Mittelmeerküche gehen auf die für sie typische Auswahl und Zusammensetzung ihrer verschiedensten Zutaten zurück. Obst und Gemüse, Getreide und Getreideprodukte, Fisch und Meeresfrüchte, Olivenöl und Rotwein kann man als die fünf tragenden Säulen dieser Ernährungsweise bezeichnen. Diese Nahrungsmittel verfügen über eine Vielzahl wertvoller Inhaltsstoffe, die unsere Gesundheit fördern und damit auch unsere Lebensqualität deutlich erhöhen. Nicht zuletzt spielt jedoch auch die charakteristische Zusammensetzung der mediterranen Kost eine bedeutende Rolle, etwa bei der Vorbeugung gegen Herz-Kreislauf-Erkrankungen sowie selbst gegen Krebserkrankungen. Überzeugen Sie sich vom gesunden Genuß, den die Mittelmeerdiät Ihnen bietet, und lassen Sie sich so oft wie möglich dazu verführen!

Edita Pospisil

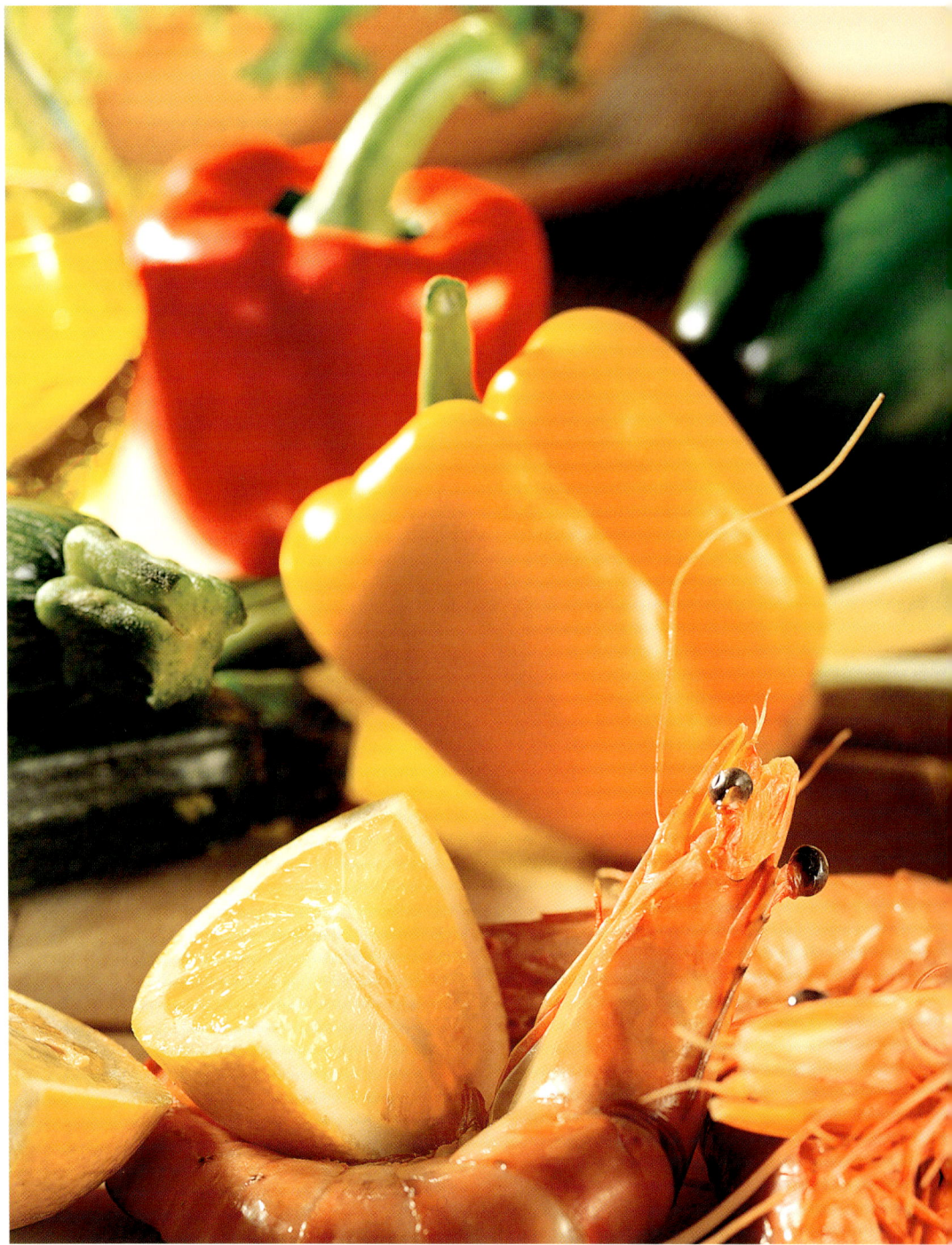

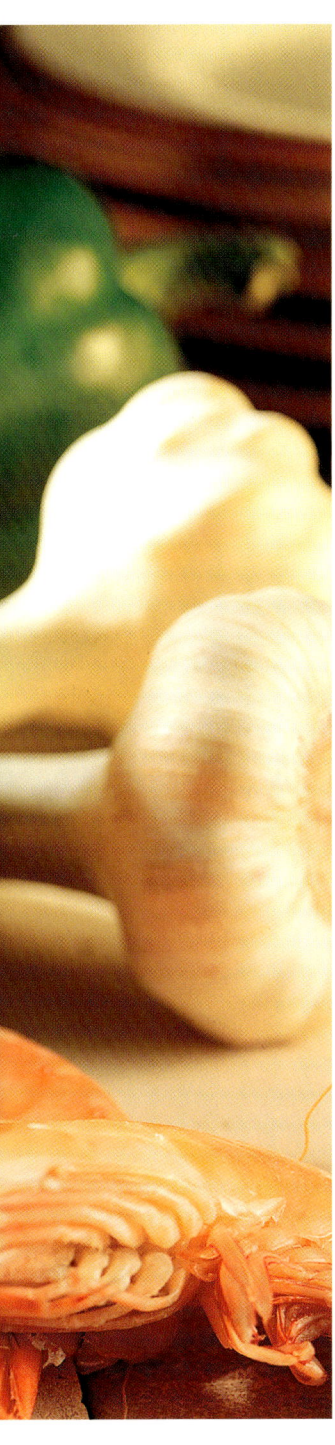

Mediterrane Küche

Die mediterrane Küche, wie sie sich heute präsentiert und wie viele von uns sie vom Urlaub im Süden her kennen, verfügt über eine uralte, bis in die Antike zurückreichende Tradition. Welche Bedeutung dieser Ernährungsweise für unsere Gesundheit zukommt, wurde jedoch erst in jüngerer Zeit entdeckt und wissenschaftlich untersucht. Die hier vorgestellten Ergebnisse der Untersuchungen führen zu einer erfreulichen Schlußfolgerung: Genießen Sie die mediterrane Küche zum Wohle Ihrer Gesundheit!

Mittelmeerküche, was steckt dahinter?

Geographische und klimatische Bedingungen

Jede landestypische Küche und damit auch die Ernährungsweise einer ganzen Region sollte man nicht isoliert betrachten, sondern im Zusammenhang mit den geographischen und klimatischen Gegebenheiten, die sie prägen. Denn diese bestimmen auch das Leben, den Lebensrhythmus sowie das Lebensgefühl der dort lebenden Menschen. Sie haben ihrerseits wiederum die jeweils charakteristische Kochkunst ihrer Heimat hervorgebracht und über Jahrhunderte, wenn nicht Jahrtausende, verfeinert. Das gilt in besonderem Maße für die mediterrane Küche in all ihren spezifisch regionalen und für jedes Land charakteristischen Erscheinungsformen. In diesem Buch beschäftigen wir uns in erster Linie mit den klassischen Mittelmeerländern Griechenland, Italien und Spanien. Die nordafrikanischen Mittelmeeranrainer haben wir dagegen bewußt nicht berücksichtigt. In diesen Ländern werden andere Produkte als in der klassisch mediterranen Küche verwendet. Die Küche ist zudem stark arabisch beeinflußt, und so werden entsprechend auch andere Geschmacksrichtungen bevorzugt, als wir es von den nördlich gelegeneren Mittelmeerländern kennen.

Genuß und Lebensfreude

Heitere Gelassenheit und die Freude am Genuß, an Geselligkeit und Kommunikation sind wesentliche Bestandteile mediterraner Eßkultur. Essen stellt für die Familie ein verbindendes Element sowie unter Nachbarn und Freunden ein Gemeinschaftserlebnis dar. Zum Essen nimmt man sich ausgiebig Zeit, genießt es in Ruhe und bei angeregten Gesprächen und läßt es – nach Möglichkeit – mit einer kleinen Siesta ausklingen. Anders als im Norden und in der Mitte Europas steht also nicht die schnelle und gründliche Sättigung im Vordergrund, sondern das sinnenfrohe Geschmackserlebnis: Essen als Teil der Lebensfreude. Zu dieser sinnlich betonten Ernährungsweise haben natürlich die jahrtausende alte Kultur des Mittelmeerraumes, die klimatischen Bedingungen und nicht zuletzt die reiche Fülle seiner landwirtschaftlichen Erzeugnisse wesentlich beigetragen.

In großer Tafelrunde genießen

Ein Fest der Sinne

Mediterrane Lebensweise

Die mediterrane Küche kann nicht unabhängig von der Lebensweise und der Lebenseinstellung der Menschen des Mittelmeerraumes betrachtet werden. Unsere hierzulande noch oft anzutreffende Haltung: schnell essen, schnell satt werden und schnell wieder an die Arbeit – würde einen Südländer, je nach Temperament, zur Verzweiflung treiben oder zu Tränen des Mitleids rühren. Doch auch bei uns wandelt sich die Einstellung zum Essen glücklicherweise mehr und mehr in Richtung sinnliches Erleben und Genießen. Dieses Buch soll dazu beitragen, diesen Wandel – auch im Dienste Ihrer Gesundheit – zu beschleunigen.

Nehmen Sie sich also Zeit – zum Essen, aber auch zum Kochen! Nutzen Sie Ihre Phantasie und Kreativität, so daß bereits das Kochen Spaß macht und Sie, derart beflügelt, ein wahres Fest der Sinne inszenieren können.

Das Auge ißt mit!

Ein Fest der Sinne – auch das Auge ißt mit! Ein Beispiel ist Caprese, das wir Ihnen sozusagen als kleinen Vorgeschmack vorstellen möchten! Genießen Sie diesen Dreiklang aus Farbe, Duft und Aroma! Schenken Sie diesem Genuß all Ihre Aufmerksamkeit und somit auch mehr Zeit! Ihre Freude am Essen steigt, und Sie tun gleichzeitig Ihrer Gesundheit sehr viel Gutes.

Caprese – so wird's gemacht

Saftig rote Tomatenscheiben von frischen Strauch- oder Fleischtomaten abwechselnd mit porzellanweißen Scheiben von Mozzarella anrichten, mit Salz und frisch gemahlenem schwarzen Pfeffer würzen, mit kaltgepreßtem Olivenöl und Balsamessig beträufeln und mit frisch gezupften, grünen Basilikumblättchen garnieren.
Dazu paßt hervorragend ein Gläschen leichter Rotwein und selbstverständlich das immer dazugehörende Stangenweißbrot.

Ein Dreiklang aus Farbe, Duft und Aroma

Noch ein Wort zum Thema Zeit ...

Zeit zum Kochen – Zeit zum Essen – Zeit zum Genießen! Den Faktor Zeit sollten Sie bereits beim Einkaufen ausreichend berücksichtigen. Denn gerade hier spielt Zeit eine wichtige Rolle – sogar in zweifacher Hinsicht. Zum einen sollten Sie Obst und Gemüse zur »richtigen« Jahreszeit einkaufen. Erdbeeren zu Weihnachten sind vielleicht eine besondere Überraschung für Ihre Gäste, die bessere Qualität, insbesondere des Aromas, werden Sie jedoch ganz sicher im Juni/Juli auf den einheimischen Märkten erhalten.

Zum anderen spielt Zeit auch bei der Auswahl von Obst und Gemüse eine wichtige Rolle. Prüfen Sie in Ruhe die Frische und soweit möglich das Aroma und kaufen Sie keine großen Vorräte ein. Gemüse verliert selbst im Gemüsefach des Kühlschranks schnell an Frische und Geschmack, zudem gehen bei längerer Lagerung wertvolle Vitamine verloren. Ähnliches gilt für Käse, abgesehen von Hartkäse wie Parmesan oder Pecorino, den man bis zu zwei Wochen unter einer Käseglocke aufbewahren kann.

Die »richtige« Jahreszeit beachten

Die Mittelmeerküche – gibt es sie überhaupt?

Diese Frage mag nach allem bisher Gepriesenen etwas merkwürdig erscheinen und nicht minder die Antwort auf diese Frage, besteht sie doch aus einem klaren »Jein«.

Im gesamten Mittelmeerraum wird von Land zu Land etwas anders gekocht. Darüber hinaus hat natürlich auch jede Region ihre eigenen Spezialitäten. Im folgenden möchten wir versuchen, die länderspezifischen Eigenheiten der mediterranen Küche ebenso herauszustellen wie jene gemeinsamen Elemente, die die mediterrane Küche aller Regionen, sozusagen länderübergreifend, prägen.

Klassische Zutaten

In Spanien ist – dank Kolumbus – die Kartoffel zu Hause, die neben Reis die Hauptrolle bei den Beilagen übernommen hat. Gleiches gilt für Südfrankreich. In Italien kommt diese gewichtige Aufgabe allein der Nudel zu, während uns in Griechenland das Trio Nudeln, Reis und

Kartoffeln, Reis, Nudeln

Die Mittelmeerküche – gibt es sie überhaupt?

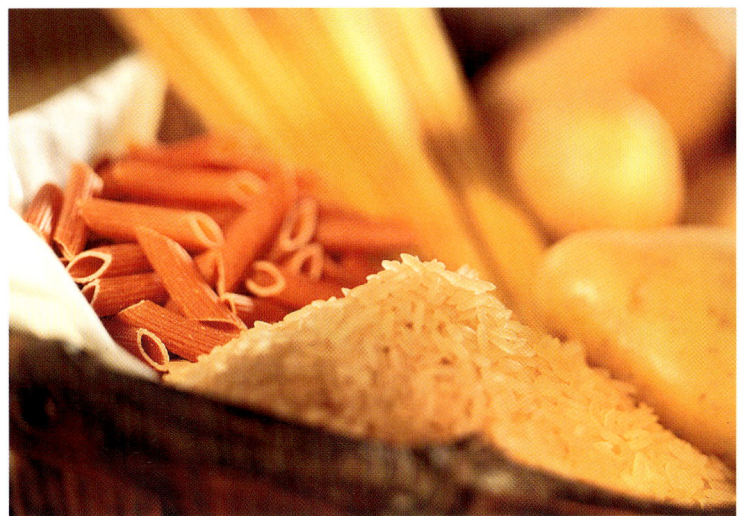

Jedes Land im Mittelmeerraum hat bei den Beilagen einen Favoriten: Kartoffeln oder Nudeln oder Reis.

Kartoffeln gleichberechtigt auf der Tafel begegnet. Die Türkei wiederum stellt den Reis an die erste Stelle und befeuert ihre Küche zudem mit den scharfen und exotischen Gewürzen des Orients.

Olivenöl, Kräuter, Gemüse und Obst

Gemeinsam ist der Küche all dieser Länder, daß die Speisen mit Olivenöl zubereitet und vielfach mit frischen, aromatischen Kräutern gewürzt werden und daß jedes Essen ein reichhaltiges Gemüse- und Obstangebot beinhaltet. Zu den Mahlzeiten wird zudem viel Brot gegessen sowie – mit Ausnahme in der Türkei – ein Glas Wein getrunken. Fische und Meeresfrüchte sind beliebter Bestandteil der täglichen Kost, ebenso wie Käse und Joghurt.

Gesunde Traditionen bewahren

Die klassische Mittelmeerküche ist heute jedoch starken Veränderungen unterworfen (Seite 16). Ursache dafür ist die auch in den Mittelmeerländern zu verzeichnende, fortschreitende Urbanisierung, in deren Folge mehr und mehr Frauen berufstätig sind. Dadurch hat sich in den letzten Jahren auch das Ernährungsverhalten verändert, was sich wiederum in den Regalen der Supermärkte deutlich spiegelt, die ein vielfältiges Angebot an Fertigprodukten anbieten. Diese werden bei der Zubereitung der täglichen Mahlzeit zunehmend verwendet. Das gleiche gilt für Margarine und Butter anstelle von Olivenöl, außerdem

Veränderte Ernährungsweise

wird mehr Fleisch und Wurst als früher verzehrt. Dieser Entwicklung wollen die dortigen Ernährungsexperten entgegen wirken, in dem sie versuchen, den Wert der traditionellen Mittelmeerküche, die sich tatsächlich seit der Antike bewährt hat, erneut in das Bewußtsein der Bevölkerung zu rücken.

Fehler korrigieren

Merkur als Küchenchef

Der sich bereits in der Antike innerhalb des »fruchtbaren Halbmondes« etablierte Handel zwischen Mesopotamien, Ägypten und deren benachbarten Ländern hat auch die Küche der nördlichen Mittelmeeranrainer ausgesprochen bereichert. Schon Jahrtausende vor unserer Zeitrechnung, und vor allem in der Antike, hatte sich ein reger Handel auch mit landwirtschaftlichen Produkten entwickelt. Dieser stand unter der Schirmherrschaft des Gottes der Händler und Kaufleute, den die Griechen Hermes, die Römer aber Merkur nannten. Hermes/Merkur meinte es gut mit seinen Schutzbefohlenen und so florierte der Handel. Das aber führte dazu, daß sich die einzelnen Länder zunehmend auf den Anbau und die Gewinnung solcher Agrarprodukte spezialisierten, für die sie im Hinblick auf Boden und Klima über die besten Bedingungen und Voraussetzungen verfügten.

Handel und Wandel

Kleine Götterkunde

Merkur oder Mercurius, wie ihn die Römer eigentlich nannten, ist in seiner Bedeutung und Funktion absolut identisch mit dem griechischen Gott Hermes, einem Sohn des Zeus sowie der Nymphe Maia. Als Erfinder, Meisterdieb und Händler sowie im weiteren auch als Götterbote und Patron der Wanderer und Schelme tätig, übernahm Hermes im alten Griechenland, und entsprechend Merkur für die Römer, nach und nach die Aufgabe, den Menschen, insbesondere den Kaufleuten, auf allen ihren Wegen sicheres Geleit zu gewähren, sie unterwegs zu beschützen und ihnen bei ihrem Wandeln und Handeln Glück und Gewinn zu bescheren. Aus diesem Grunde wird Hermes beziehungsweise Merkur meist auch nicht allein mit einem Heroldsstab, sondern zudem mit einem beflügelten Helm sowie Flügelschuhen dargestellt.

Merkur und Hermes

Export – Import

Die Kreter hatten sich beispielsweise schon sehr früh auf den Export ihres hochwertigen Olivenöls spezialisiert, Ägypten wiederum exportierte Getreide, und aus dem klassischen Griechenland kam der Wein, der, zumeist schwer, süß und würzig, mit Wasser verdünnt getrunken wurde – eine Sitte, die sich bis heute erhalten hat.

Welche Bedeutung diese Produkte als Handelswaren bereits in der Antike hatten, zeigen zwei Beispiele: Im alten Sybaris, der berühmten griechischen Kolonie auf Sizilien, hatte man eine »Pipeline« für Wein, eine Art Aquädukt oder besser »Vinidukt«, vom Hafen in die Stadt gebaut. Aus römischer Zeit wiederum stammt ein Berg zerbrochener Ölamphoren bei Ostia, heute Ostia Antica nahe Roms, in der Antike von den Römern als Handelshafen errichtet. Dieser »Scherbenhaufen« zeugt vom Import großer Mengen Olivenöls aus der damals römischen Provinz Spanien, da nämlich der Olivenanbau im damaligen Kernland des Römischen Reiches, dem heutigen Italien, nicht ausreichte, um den dortigen Bedarf an Olivenöl zu decken.

Handelswege der Antike

Alte Welt – Neue Welt

Die gut ausgebauten und vielgenutzten Handelsverbindungen der Alten Welt sind eine wesentliche Grundlage dafür, daß sich die mediterrane Küche bereits in der Antike in ihren Grundzügen herausbildete. Eine zusätzliche Bereicherung erfuhr sie dann durch die landwirtschaftlichen Produkte der Neuen Welt, die im Zuge der Entdeckungs- und Eroberungseuphorie der frühen Neuzeit, angefangen mit Kolumbus' spektakulärer »Entdeckung Amerikas« im Jahre 1492, nach Europa, sprich in die Alte Welt kamen. Als ein Beispiel sei hier nur die Tomate genannt, die in der Mittelmeerküche von heute zu einer der wichtigsten Zutaten zählt.

Früchte der »Neuen Welt«

Mittelmeerküche – gesunde Küche

Zu genießen, was die Mittelmeerküche zu bieten hat, ist ein wahres Fest der Sinne, und dazu auch äußerst gesund. Nicht von ungefähr ist der Begriff »Mittelmeerdiät« inzwischen absolut geläufig und weithin anerkannt. Was diese Diät auszeichnet, ist, daß es sich dabei keineswegs um eine weitere, lediglich klangschön verpackte Form der Selbstkasteiung, sondern um eine äußerst genußvolle Ernährungsweise handelt, mit der es Ihnen gelingt, zwei scheinbar unvereinbare Forderungen zusammenzubringen. Das ist auf der einen Seite die Anforderung, die tägliche Kalorienzufuhr dem tatsächlichen Bedarf anzupassen oder sogar zu reduzieren und auf der anderen Seite der Wunsch, auf genußvolles Essen nicht verzichten zu wollen. Wie Ihnen dieser scheinbar unmögliche Spagat gelingt, werden wir Ihnen im folgenden zeigen. Dazu möchten wir zunächst auf einige grundsätzliche Zusammenhänge und ernährungsphysiologische Wirkungsweisen eingehen.

Gesund genießen statt Selbstkasteiung

Mittelmeer»diät« – was ist das?

Zumeist ein Mißverständnis, denn der Begriff »Diät« geht eigentlich auf jenen der »Cretan diet«, also Kreta-»Diät«, zurück, der von amerikanischen Wissenschaftlern geprägt wurde. Im Englischen bedeutet das Wort »diet« aber sowohl Diät als auch Ernährung, und im Sinne von Ernährung wurde es zunächst auch gebraucht.

Aus der Geschichte

Kurz nach dem Zweiten Weltkrieg, im Jahre 1948, erhielt die renommierte Rockefeller-Stiftung von der griechischen Regierung den Auftrag zu einer umfassenden Untersuchung der wirtschaftlichen und sozialen Situation auf Kreta. Die Insel galt als völlig unterentwickelt und sollte dem sozialen Niveau und wirtschaftlichen Standard industrialisierter Regionen angepaßt werden. Die breit angelegte Studie, die auch die Lebens- und Ernährungsweise sowie den Gesundheitszustand der Bevölkerung untersuchte, brachte überraschende Ergebnisse.

Eine Untersuchung der Rockefeller-Stiftung

Mittelmeer»diät« – was ist das?

Gesunde Ernährung

Die damalige kretische Ernährungsweise zeichnete sich im Gegensatz zu jener der westlichen Industrienationen vor allem durch einen hohen Verzehr von Getreide (meist in Form von Brot), Gemüse und Obst, Kartoffeln, Hülsenfrüchten, Nüssen sowie Olivenöl aus. Gleichzeitig stellte man fest, daß die Kreter, im Gegensatz zur amerikanischen Bevölkerung, äußerst selten unter koronaren Herzerkrankungen litten und eine hohe Lebenserwartung hatten. Dieses Ergebnis löste ein breites wissenschaftliches Interesse an den Ernährungsgewohnheiten nicht nur auf Kreta, sondern im gesamten nördlichen Mittelmeerraum aus – der Begriff »Mittelmeerdiät« hatte Eingang in die Wissenschaft gefunden.

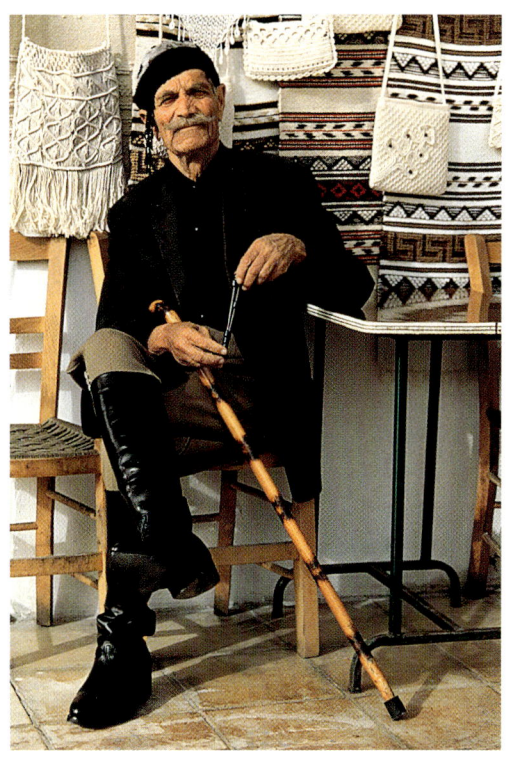

Die Enträtselung der traditionellen Mittelmeerkost

Hohe Lebenserwartung

Die amerikanischen Forscher Ancel und Margaret Keys sowie weitere namhafte Wissenschaftler starteten 1952 ihre sogenannte Sieben-Länder-Studie. Diese sieben Länder waren: Griechenland, Italien, das ehemalige Jugoslawien, die Niederlande, Finnland, die USA und Japan. Anhand von Ernährungsprotokollen wurden die unterschiedlichen Ernährungsweisen in diesen Ländern untersucht sowie deren Auswirkungen auf Gesundheitszustand und Lebenserwartung der jeweiligen Bevölkerung; besonderes Augenmerk galt dabei koronaren Herzerkrankungen. Im Zuge dieser vergleichenden Studie gelangte man zu der Erkenntnis, daß die Ernährungsweise, die in den Mittelmeerländern, insbesondere in Griechenland und Süditalien, Anfang der 60er Jahre vorherrschte, koronaren Herzerkrankungen vorbeugt und die Lebenserwartung insgesamt erhöht.

Die Bewohner Kretas haben dank ihrer gesunden Ernährungsweise eine besonders hohe Lebenserwartung.

Mediterrane Ernährung – eine konzertierte Aktion

Die traditionelle mediterrane Ernährungsweise ist keine »Einheitsdiät«. Sie variiert nicht nur zwischen den einzelnen Mittelmeerländern, sondern auch innerhalb dieser Länder. Dennoch weist sie eine Vielzahl einheitlicher Merkmale auf, die sie von der typisch westlichen Ernährung wesentlich unterscheiden.

Wichtigste Merkmale der Mittelmeerdiät

Reichlich Olivenöl

Wichtigstes gemeinsames Merkmal der Mittelmeerdiät ist die günstige Zusammensetzung der verwendeten Nahrungsfette. Dies ist auf die vornehmliche Verwendung von Olivenöl und den mäßigen Verzehr von tierischen Fetten zurückzuführen.

Ein weiteres Merkmal der Mittelmeerdiät ist, daß sie viele komplexe Kohlenhydrate und Ballaststoffe enthält, was auf den hohen Anteil pflanzlicher Nahrungsmittel zurückzuführen ist. Diese betont pflanzliche Kost bietet große Mengen bioaktiver Stoffe, wie etwa Vitamine und Mineralstoffe sowie zahlreiche sekundäre Pflanzenstoffe (Seite 44), die über ein hohes Schutzpotential gegen Krankheiten verfügen.

Hoher Anteil an pflanzlichen Nahrungsmitteln

Nicht zuletzt sei der moderate Weinkonsum erwähnt: Ein Glas Rotwein zum Essen darf – und sollte – nicht fehlen!

Negative Folgen veränderter Ernährungsweise

Innerhalb des 30jährigen Beobachtungszeitraums der Sieben-Länder-Studie wurden jedoch, wie bereits erwähnt, auch Veränderungen in der Ernährungsweise der Bevölkerung der Mittelmeerländer festgestellt (Seite 11). Diese näherte sich in vieler Hinsicht der typisch westlichen Ernährung an: Pflanzliche Lebensmittel wurden vermehrt gegen tierische Lebensmittel ausgetauscht; der Verzehr von Getreideprodukten, vor allem von Brot, aber auch der Kartoffelverbrauch sind zurückgegangen; der Fleischkonsum stieg deutlich an, und Olivenöl als ehemalige Hauptfettquelle wurde vielfach durch andere pflanzliche Öle sowie durch Margarine oder Butter ersetzt.

Diese Veränderungen haben auf Kreta zu einer bedenklichen Zunahme von ernährungsbedingten Risikofaktoren für Herz-Kreislauf-Erkrankungen geführt. Solche Risikofaktoren sind vor allem erhöhte Blutfette, Bluthochdruck, Zuckerkrankheit und Übergewicht. Entsprechend ist zu befürchten, daß auch dort die einst sehr niedrige Rate an koronaren Herz-Erkrankungen ansteigen wird.

Ernährungsbedingte Risikofaktoren

Mediterrane Kost – europaweit!

Die Erkenntnisse aus der Sieben-Länder-Studie über die Zusammenhänge zwischen Ernährungsweise, Gesundheit und Lebenserwartung weckten sowohl in den westlichen Ländern wie auch in den Mittelmeerländern selbst ein großes Interesse an der traditionellen mediterranen Kost. Hier wie dort bemühen sich Ernährungsexperten heute, diese gesunde Art der Ernährung verstärkt beziehungsweise wieder verstärkt im Bewußtsein der Bevölkerung zu verankern. Darüber hinaus gibt es mittlerweile sogar auf der Ebene der Europäischen Union Bestrebungen, die traditionelle mediterrane Ernährungsweise als allgemein wünschenswert für alle Länder der Europäischen Gemeinschaft zu empfehlen sowie entsprechende Richtlinien zu erarbeiten und herauszugeben.

EU-weite Ernährungsempfehlung

Die Mittelmeerkost-Pyramide

Die Ernährungsforschung förderte innerhalb der letzten Jahre jedoch noch weitreichendere Erkenntnisse zutage. So bietet die traditionelle mediterrane Ernährungsweise sehr viel mehr positive Aspekte als bisher bekannt. Alle wissenschaftlichen Untersuchungen zur mediterranen Ernährungsweise und ihren Auswirkungen auf die Gesundheit ergaben, daß man die einzelnen Lebensmittel oder deren Inhaltsstoffe nicht isoliert bewerten darf. Denn erst die Gesamtheit und das Zusammenwirken all ihrer Komponenten bedingt ihre schützende Wirkung vor allem gegen Herz-Kreislauf-Erkrankungen (Seite 49). Die verschiedenen Komponenten der traditionellen mediterranen Ernährungsweise lassen sich sehr anschaulich in Form einer Pyramide, der sogenann-

Zusammenwirken verschiedener Komponenten

Wichtig: das richtige Mengenverhältnis

ten »Mittelmeer-Kost-Pyramide«, darstellen. Diese informiert auf einen Blick, welche Nahrungsmittel Ihren Ernährungsfahrplan bestimmen und wie oft beziehungsweise in welchen Mengen Sie diese genießen sollten.

Der ideale Ernährungsfahrplan

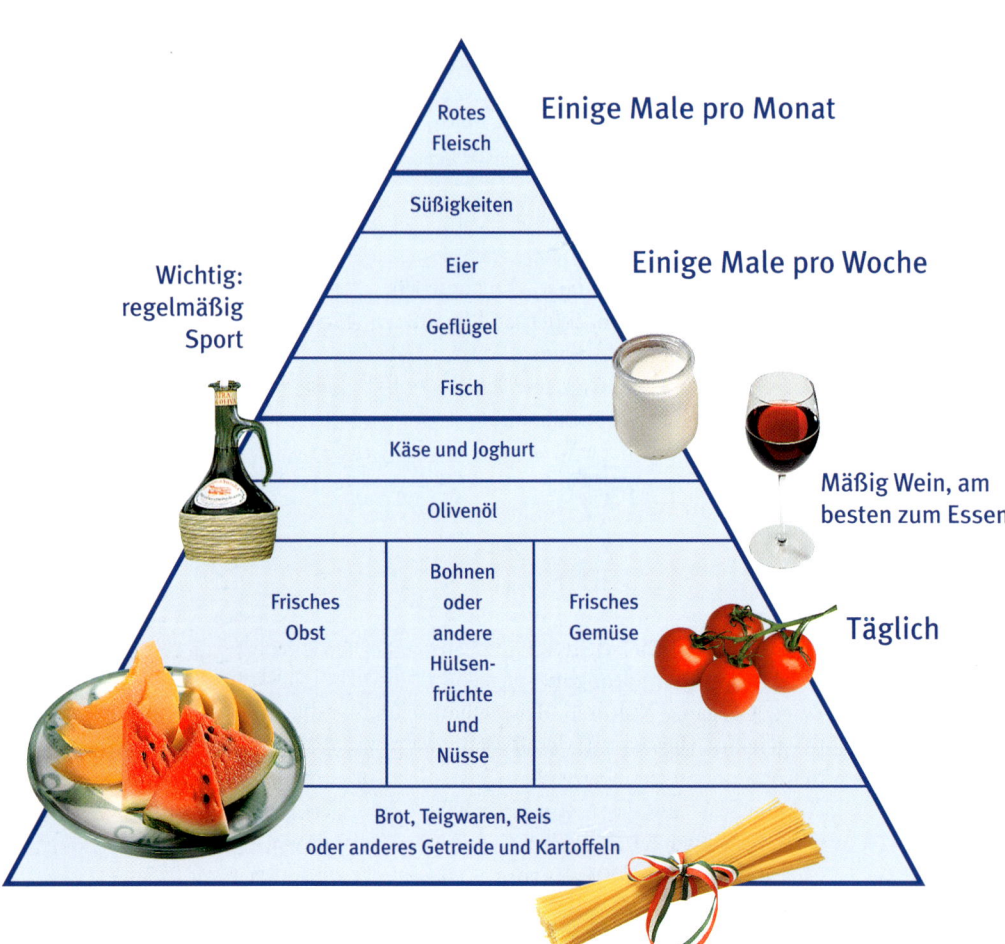

Die fünf Säulen der klassischen Mittelmeerkost

Die klassische mediterrane Küche hat einen sehr hohen Qualitätsanspruch. Frische, Beschaffenheit und erstklassige Güte der zu verarbeitenden Produkte stehen an erster Stelle. Dieser Anspruch erklärt sich aus ihrem Charakter als einer eher ländlichen Küche, die die Produkte ihrer unmittelbaren Umgebung nutzt und sich dabei im wesentlichen auf fünf Säulen stützt: Getreide – Gemüse und Obst – Fisch und Meeresfrüchte – Olivenöl – Rotwein. Diese Produkte bilden, wie ihre Bezeichnung als »Säulen« bereits deutlich macht, die Basis der mediterranen Ernährungsweise. Ergänzt werden die fünf Basislebensmittelgruppen durch kleine Mengen an Fleisch, am besten Lamm- und Kalbfleisch sowie Geflügel, durch Eier, Milchprodukte, vornehmlich Käse und Joghurt, sowie – nicht zu vergessen – durch frische Kräuter. Diese Zutaten machen die mediterrane Küche zu einer an sich einfachen, jedoch geschmacklich und qualitativ hochwertigen Küche. Betrachten wir zunächst einmal die fünf Hauptsäulen der klassischen mediterranen Küche. Was sind ihre Besonderheiten, welches die Inhaltsstoffe und wie wirken diese?

Hoher Qualitätsanspruch

Viele pflanzliche Produkte – wenig Fleisch

Getreide und Getreideprodukte

Getreide ist seit urdenklichen Zeiten ein Grundnahrungsmittel der Menschheit. Bereits in der Steinzeit ernährten sich die Menschen von Getreide und nicht, wie lange geglaubt, nur von der Jagd und somit von Fleisch. Getreideanbau, -pflege und -ernte begründeten in späterer Zeit sogar ganze Kulturen. Beispielhaft seien hier die chinesische Kultur genannt, die sich auf den Reisanbau gründete, oder die Kulturen Mesopotamiens und Ägyptens, die maßgeblich vom Anbau der Getreide Gerste, Weizen, Emmer (Hirseart) und Dinkel geprägt wurden. Gleiches gilt auch für die frühen Kulturvölker Mittel- und Südamerikas, deren Lebensrhythmus vom Maisanbau bestimmt war. In Deutschland kommt die Bedeutung des Getreides bereits in dessen Bezeichnung zum Ausdruck. Denn mit dem mittelhochdeutschen Wort »getregede« wurde bezeichnet, »was der Boden trägt«.

Gerste, Weizen, Emmer, Dinkel

Die fünf Säulen der klassischen Mittelmeerkost

Im Mittelmeerraum spielen auch heute noch Getreide und Getreideprodukte eine dominierende Rolle in der täglichen Ernährung. An erster Stelle steht hier das Brot, das bei keinem Essen fehlen darf. Daneben bildet der Reis, der erst in der Spätantike über Indien und Mesopotamien in den mediterranen Raum gelangte, einen beliebten Bestandteil der täglichen Mahlzeiten. Doch wenn wir von Getreideprodukten sprechen, so sind natürlich in erster Linie die Nudeln zu nennen, ohne die die italienische Küche nicht denkbar wäre. Doch sind Nudeln genauso in der griechischen Küche zu Hause wie auch in den Kochtöpfen von Türken und Kroaten zu finden.

Brot wird zu jedem Essen gereicht

Nudeln sind in der griechischen und türkischen Küche ebenso zuhause wie in Italien.

Nudeln machen glücklich, nicht dick

Wohl kaum ein anderes Nahrungsmittel hat ein so falsches Image wie die Nudel. »Nudeln machen dick!« ist immer noch ein weitverbreitetes Vorurteil, das sich in unterschiedlichster Form hartnäckig hält. Erinnern Sie sich zum Beispiel noch an das alte Kinderlied vom spannenlangen Hansel und der nudeldicken Dirn? Die Nudel gilt einfach als Dickmacher und dabei sollte allein schon ihr Aussehen uns eher an schlank und grazil denken lassen, als an dick und matronenhaft.

Aber lassen wir Zahlen sprechen: 100 Gramm rohe, getrocknete Hartweizennudeln enthalten etwa 350 Kalorien. Doch diese 100 Gramm Nudeln quellen beim Kochen stark auf und ergeben auf dem Teller gut 300 Gramm – mehr als ausreichend für eine Hauptmahlzeit! Die ursprüngliche Kalorienmenge aber bleibt. Sie entspricht beispielsweise drei gehäuften Eßlöffeln Kartoffelsalat mit Mayonnaise.

Kalorienmengen im Vergleich

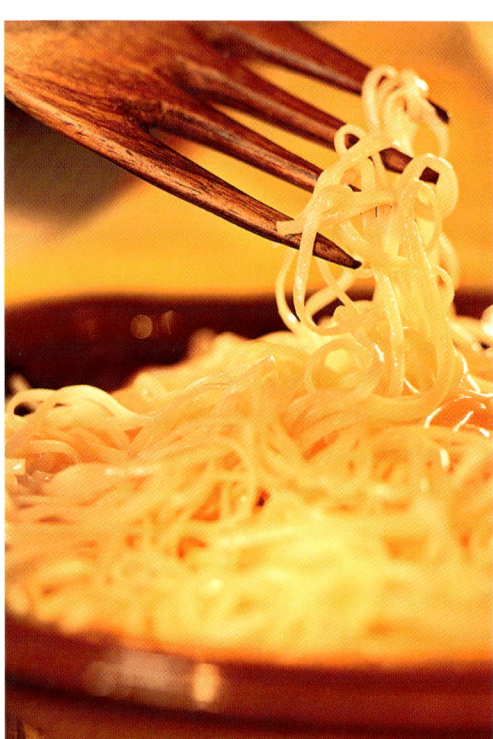

Getreide und Getreideprodukte

Woher kommen die Spaghetti?

Zu Zeiten, als das Brot noch im gemeinsamen Dorfbackofen gebacken wurde, war unter der glühenden italienischen Sonne ein hübsches Mädchen auf dem Weg zum Brotbacken. Mit sich führte es einen Esel, der mit Körben voller Brotteig beladen war. Doch wie das Leben so spielt, begegnete das Mädchen unterwegs seinem Liebsten und während es sich nun im Schatten der Bäume von ihm umarmen ließ, stand der Esel mit den Teigkörben in der prallen Sonne. Der Teig begann alsbald durch die schmalen Ritzen des Korbgeflechts zu quellen und trocknete in der Sonnenhitze zu langen, festen Strähnen. Und so brachte das Mädchen schließlich anstelle von Brot lauter »Bindfäden«, sprich »spaghetti«, aus getrocknetem Teig nach Hause.

»Bindfäden« auf italienisch

Marco Polo, der »Nudelentdecker«?

Schon die Etrusker aßen Nudeln

Die oft erzählte Geschichte, es sei Marco Polo gewesen, der die Nudel »entdeckte« und ihren Siegeszug in seiner Heimat Italien begründete, ist zwar sehr hübsch, doch leider entspricht sie nicht der historischen Wahrheit. Denn vieles deutet darauf hin, daß schon die Etrusker, ein Volk, das einst im heutigen Mittelitalien siedelte, die Nudel kannten. Die Etrusker erlebten ihre kulturelle und politische Blütezeit bereits zwischen etwa 1000 und 400 vor Christus. Weiterhin sind nachweislich in dem im 1. Jahrhundert nach Christus verfaßten Kochbuch des römischen Feinschmeckers Apicius verschiedene Nudelrezepte vermerkt. Der arabische Geograph Idrisi wiederum beschrieb im Jahr 1154, also exakt 100 Jahre vor der Geburt Marco Polos in Venedig, die Herstellung feinster Nudeln »in riesigen Mengen«, und zwar auf Sizilien. Darüber hinaus bestätigen archäologische Ausgrabungen, daß Nudeln auch in Griechenland sowie in Ägypten bereits sehr früh den Küchenzettel bereicherten.

Was sagt die Statistik?

Das deutsche Teigwareninstitut verkündet zwar frohgemut, daß der Verbrauch von Teigwaren innerhalb der letzten 25 Jahre in Deutschland um 51,5 % auf jährlich 5,4 kg pro Kopf und Jahr zugenommen

Nudelverzehr im Vergleich

Die fünf Säulen der klassischen Mittelmeerkost

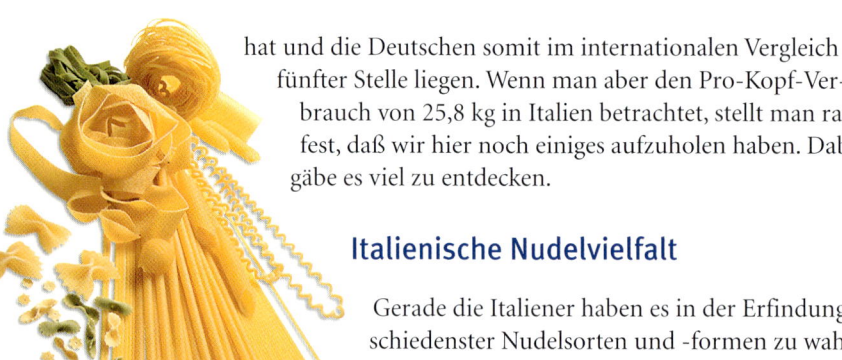

hat und die Deutschen somit im internationalen Vergleich an fünfter Stelle liegen. Wenn man aber den Pro-Kopf-Verbrauch von 25,8 kg in Italien betrachtet, stellt man rasch fest, daß wir hier noch einiges aufzuholen haben. Dabei gäbe es viel zu entdecken.

Italienische Nudelvielfalt

Gerade die Italiener haben es in der Erfindung verschiedenster Nudelsorten und -formen zu wahrer Meisterschaft gebracht. So bietet allein Italiens älteste Nudelfabrik Buitoni Nudeln in über 200 verschiedenen Ausführungen an. Hinter all diesen Nudelkreationen steckt jedoch nicht nur sehr viel Phantasie, sondern auch eine ganz bestimmte Philosophie. Mit den Nudeln verkauft man auch die Überzeugung, daß die jeweiligen Saucen oder Beilagen ihren optimalen Geschmack erst im Zusammenspiel mit einer ganz bestimmt geformten Nudelsorte entfalten können.

Über 200 verschiedene Nudelkreationen

Italienische und deutsche Nudeln im Vergleich

Italienische Nudeln unterscheiden sich nicht nur in ihrer Formenvielfalt, sondern auch in ihrem Inhalt von deutschen Nudeln. Während in Deutschland in der Regel Eiernudeln aus Hart- oder auch Weichweizenmehl, Eiern und Wasser hergestellt werden, besteht die italienische Nudel bis auf wenige Ausnahmen ausschließlich aus Hartweizengrieß und Wasser. Somit enthalten italienische Teigwaren hauptsächlich Kohlenhydrate und Ballaststoffe, jedoch kein Fett und kein Cholesterin. Sie machen satt und sind, für sich alleine betrachtet, keine Dickmacher.

Gemüse und Obst – die bunte Vielfalt

Antike Traditionen

Die klassischen Kohl- und Wurzelgemüse standen bereits auf dem Speiseplan der Völker der Antike. Zwiebeln, Lauch, Knoblauch und Rettich spielten in der Ernährung der frühen Pyramidenbauer eine

Gemüse und Obst – die bunte Vielfalt

herausragende Rolle und selbst Spargel bereicherte schon die Festtafel der Pharaonen. Auch Fenchel und Artischocke, die wir heute als typische Mittelmeergemüse bezeichnen, waren bereits bei den Römern bekannt und beliebt. Hülsenfrüchte wurden ebenfalls schon vor Jahrtausenden gerne gegessen. Ihre Bedeutung für die Ernährung insgesamt wurde erst durch die verschiedenen Gemüsesorten, die aus der Neuen in die Alte Welt kamen, etwas zurückgedrängt.

Farbenfrohe Gemüse aus der Neuen Welt

Die »Entdeckung« Amerikas – eine kulinarische Bereicherung

Doch alles, was Farbe auf den Tisch bringt, und vieles von dem, was uns heute beim Durchstreifen eines südlichen Gemüsemarktes mit genußvoller Freude erfüllt, kam erst nach Kolumbus aus der Neuen in unsere, die Alte Welt. Hier ist in erster Linie die Tomate zu nennen, die aus der heutigen Mittelmeerküche nicht mehr wegzudenken ist, aber auch die Paprikaschoten mit ihren Farbensorten grün, gelb und rot. Auch Peperonis gehören dazu, ebenso Kürbis und Zucchini und natürlich auch die Kartoffel, die besonders in der neueren spanischen Küche eine bedeutende Rolle spielt. Die leuchtend lilafarbene Aubergine ist dagegen schon vor vielen Jahrhunderten aus Indien in den Mittelmeerraum eingewandert. Duft, Farbe und Vielfalt all dieser Gemüsesorten lassen bereits das Einkaufen zu einem sinnlichen Erlebnis werden.

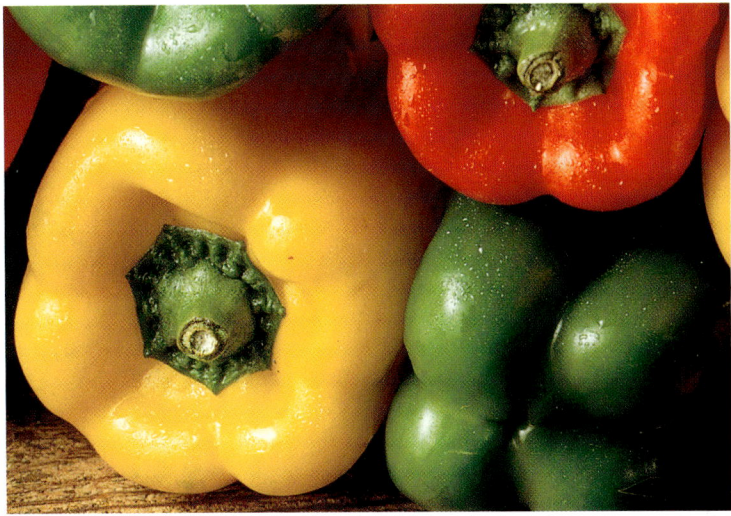

Paprikaschoten fanden erst nach Kolumbus' Rückkehr aus Amerika Eingang in die europäischen Kochtöpfe.

Die fünf Säulen der klassischen Mittelmeerkost

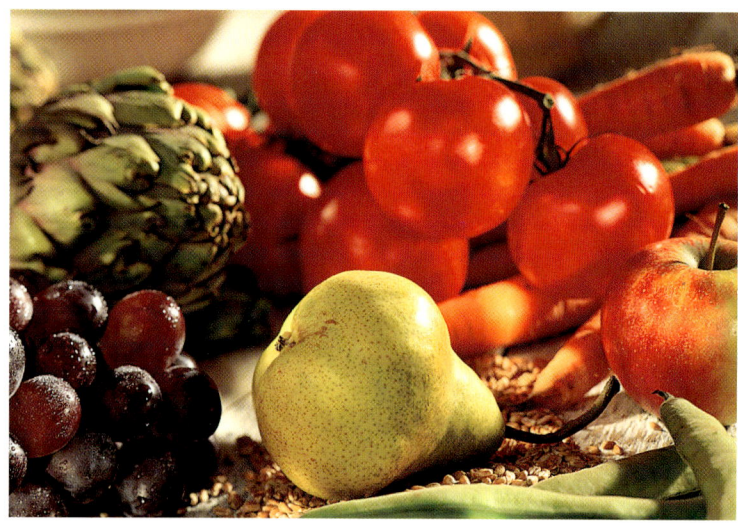

Obst und Gemüse nehmen in der Mittelmeerdiät einen herausragenden Platz ein.

Obst und Gemüse sind gesund – ja und ...?

Obst und Gemüse enthalten wertvolle Vitamine, Mineralien, Ballaststoffe, Spurenelemente und sogenannte bioaktive Substanzen oder auch sekundäre Pflanzeninhaltsstoffe. Was all diese Inhaltsstoffe im einzelnen darstellen, wie sie wirken und welche Bedeutung ihnen zukommt im Hinblick auf unsere Gesundheit, wird im folgenden Kapitel (ab Seite 37) näher erläutert. An dieser Stelle möchten wir zunächst veranschaulichen, welch hohen Stellenwert Obst und Gemüse in der mediterranen Kost einnehmen, und zwar nicht zuletzt im Vergleich zur mitteleuropäischen beziehungsweise deutschen Ernährungsweise. Denn obwohl die Feststellung: »Obst und Gemüse sind gesund« heute im Grunde als eine Binsenweisheit gelten kann, liegt der entsprechende Pro-Kopf-Verbrauch in Deutschland nach wie vor deutlich niedriger als in den Ländern des Mittelmeerraumes.

Wertvolle Inhaltsstoffe und bioaktive Substanzen

Obst- und Gemüseverzehr im Vergleich

Agrarstatistiken können über den tatsächlichen Verzehr von Agrarprodukten nur annähernd Auskunft geben, da darin weder Verderb noch Küchenabfälle berücksichtigt werden. Sie geben auch keinerlei Auskunft darüber, inwieweit Versorgungsmöglichkeiten aus heimischen

Gemüse und Obst – die bunte Vielfalt

Gärten genutzt werden. Trotz all dieser Einschränkungen zeigen internationale Statistiken dennoch auffallende Unterschiede, wenn man hier Deutschland einerseits und die Südländer Italien, Spanien und Griechenland andererseits miteinander vergleicht.

In den Mittelmeerländern werden jährlich pro Kopf 200 Kilo Gemüse und 120 Kilo Obst verzehrt. Damit liegt der Gemüseverzehr doppelt so hoch wie in Deutschland, lediglich der Verzehr von Obst ist in etwa gleich. Aus ernährungswissenschaftlicher Sicht und damit auch im Hinblick auf Gesundheit und Lebenserwartung sollte sich jedoch auch unser Gemüseverzehr den südländischen Mengen annähern.

Den Gemüseverzehr verdoppeln!

Obst statt Sahnepudding

Legt man also die statistischen Werte zugrunde, wird im Mittelmeerraum annähernd gleich viel Obst gegessen wie beispielsweise in Deutschland. Ein wesentlicher Unterschied besteht jedoch in der Art und Weise sowie im jeweiligen Anlaß des Verzehrs.

In Deutschland ergibt sich die relativ hohe Verzehrmenge dadurch, daß hierzulande der Pro-Kopf-Verbrauch an Fruchtsäften sowie Fruchtzubereitungen, beispielsweise für Fruchtjoghurt, aber auch für Marmeladen, relativ hoch ist. In der mediterranen Küche hingegen wird frisches Obst in der Regel zu den Mahlzeiten gereicht. Melonen oder Feigen werden beispielsweise zu einer ganzen Reihe köstlichster Vorspeisen gegessen, aber auch als Nachspeise gibt es nicht selten eine ganze Palette verschiedener Früchte, die gegebenenfalls durch Käse ergänzt wird. Die gesundheitlich wertvollen Inhaltsstoffe von Obst sind vielfach mit denen des Gemüses identisch. Darauf werden wir noch ausführlich im Zusammenhang mit den sekundären Pflanzenstoffen zu sprechen kommen.

Wichtig: möglichst viel frisches Obst und Gemüse

Basilikum und Co.

Frische Kräuter sind unverzichtbar in der Mittelmeerküche. Seit Jahrhunderten, wenn nicht gar seit Jahrtausenden werden sie geschätzt, auch wenn sie zunächst vor allem in der Heilkunde Verwendung fanden. Viele Kräuter haben bis heute in Küche und Naturheilkunde gleichermaßen ihren Platz. So wird beispielsweise frisches Basilikum gegen Appetitlosigkeit oder Völlegefühl eingesetzt. In der Küche hin-

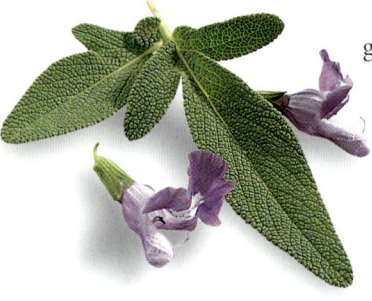

gegen ist es bei der Zubereitung von Pesto oder Tomaten mit Mozzarella unersetzlich. Er paßt generell zu allen Tomatengerichten, außerdem zu Gemüsen wie Auberginen, Zucchini und Pilzen, zu Salatsaucen, zu gedünstetem Fisch und Meeresfrüchten. Basilikum wird übrigens immer frisch über die Gerichte gegeben, da es durch Mitgaren, Trocknen oder Einfrieren sein Aroma verliert.

Salbei

Salbeiblätter machen eine Saltimbocca (Seite 88) zum Hochgenuß und würzen Kalb-, Lamm- und Schweinefleisch. Außerdem gibt Salbei Hülsenfrüchten, Nudeln und Tomatengerichten eine interessante Geschmacksnote. Er eignet sich zum Trocknen und Einfrieren. Ein Aufguß aus Salbeiblättern, abgeseiht und als Gurgelwasser verwendet, hilft zudem bei Entzündungen der Mund- und Rachenschleimhäute.

Salbei hat auch heilende Wirkung

> **TIP!**
> ### Rosmarin oder Thymiantee – so wird's gemacht
> 1 Teelöffel Rosmarinnadeln oder Thymian mit 150 ml heißem Wasser übergießen und 15 Minuten ziehen lassen. Tee abseihen, etwas abkühlen lassen und in kleinen Schlucken trinken.

Rosmarin

Rosmarin bereichert gleichermaßen eine Lammkeule wie ein Fischgericht mit seinem unverwechselbaren Aroma. Er paßt auch sehr gut zu Hackfleischgerichten sowie zu Tomaten, Zucchini, Auberginen und Kartoffeln. Außerdem gehört er unbedingt auf jede Pizza. Rosmarin eignet sich zum Trocknen. Um nicht auf ganze Rosmarinnadeln zu beißen, sollten Sie diese in frischem Zustand mit dem Messer zerkleinern und in getrocknetem Zustand zwischen den Fingern zerreiben.

Rosmarintee hilft bei Störungen der Magen-, Darm- und Gallefunktionen, Bäder mit Rosmarinöl wirken beruhigend und entspannend.

Thymian

Thymian paßt zu allen Gemüse-, aber auch Fleisch- und Fischgerichten der Mittelmeerküche. Er läßt sich gut trocknen. Aufgrund seiner schleimlösenden und antibakteriellen Wirkung findet Thymiantee bei akuten und chronischen Erkrankungen der Bronchien sowie bei Husten Verwendung.

Oregano

Für viele Tomatensaucen und -gerichte ist Oregano, auch wilder Majoran genannt, das Würzkraut erster Wahl. In Salaten mit Schafkäse und auf Pizzas entfaltet er sein unverwechselbares Aroma. Fleischgerichten, wie etwa Gyros, gibt Oregano ihren besonderen Geschmack. Kombiniert mit Thymian und Rosmarin ist er ein fester Bestandteil der Kräutermischung aus der Provence. Er kann ebensogut frisch wie getrocknet verwendet werden. Aufgrund seines Gehaltes an Bitterstoffen macht er fette Speisen bekömmlicher. In der Medizin gilt er als krampf- und schleimlösend sowie als entzündungshemmend.

Frisch oder getrocknet verwenden

> **TIP!**
> ### Der eigene Kräutergarten
>
> Alle genannten Kräuter kann man auch auf der Fensterbank oder dem Balkon in Töpfen ziehen. Bei allzu üppigem Wuchs können Sie die meisten von ihnen zudem entweder trocknen oder einfrieren, ohne daß sie dabei zu sehr an Aroma verlieren.

Die fünf Säulen der klassischen Mittelmeerkost

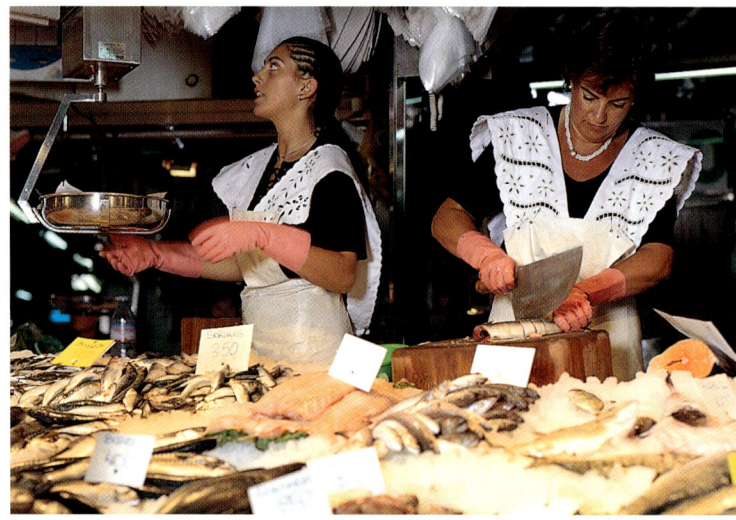

Heute wie früher verfügen die Fischmärkte der Mittelmeerländer über ein reiches Angebot.

Poseidons Geschenk – Fisch und Meeresfrüchte

Die reichen Gaben, über die einst Poseidon, der Gott der Meere, seine schützende Hand hielt, wurden von den alten Griechen außerordentlich geschätzt. Nicht von ungefähr bildete der Fischmarkt jenen Teil der Agora – des altgriechischen Marktplatzes – wo es stets am lautesten und lebhaftesten zuging. Außer Fischen wurden hier selbstverständlich auch die verschiedensten Meeresfrüchte angeboten. Nicht viel anders war dies bei den Römern, auch wenn bei ihnen jener Gott der Meere Neptun hieß.

Fisch war bereits in der Antike beliebt

Denn Fische und Meeresfrüchte sind nicht nur eine genußvolle Bereicherung jedweden Küchenzettels, sie sind auch äußerst gesund. Kein Wunder also, daß sie auch heute noch fester Bestandteil der Mittelmeerküche sind. Die Vielfalt der Arten und Aromen, die mit Fisch und Meeresfrüchten auf den Tisch kommen, und ihr zartes Fleisch, dessen Farben vom feinstem Porzellanweiß bis hin zu kräftigen Rottönen reichen, bieten nahezu ungeahnten kulinarischen Genuß. Ergänzt wird dieses Angebot aus dem Meer noch durch allerlei Süßwasserfische, etwa Forellen oder Karpfen, die auch bei uns allgemein bekannt sind. Im Unterschied zu Nord- und Mitteleuropa, wo Fisch meist als ein ei-

Vielfalt der Arten und Aromen

genständiges Gericht zubereitet wird, werden Fisch und Meeresfrüchte in der mediterranen Küche oft zusammen mit Fleisch kombiniert. Ein Beispiel hierfür ist die Paella (Seite 81), die sozusagen als das Nationalgericht der Spanier gilt.

Fisch und Fleisch: mediterran kombiniert

Fisch ist gesund!

Die meisten Fische sind fettarm und leicht verdaulich. Meeresfisch enthält wertvolle Mineralstoffe, beispielsweise Jod, das man sonst in kaum einem Nahrungsmittel in nennenswerten Mengen findet. Er ist auch ein wichtiger Calcium- und Phosphorlieferant. Die fettreicheren Fische wie Hering, Makrele und Lachs enthalten mehrfach ungesättigte Fettsäuren, die ihrerseits vor Herz-Kreislauf-Erkrankungen schützen, wie im 3. Kapitel (ab Seite 61) genauer nachzulesen ist.
In der traditionellen Mittelmeerküche werden jedoch hauptsächlich fettarme Fische wie Brassen, Sardinen oder Schwertfisch sowie Meeresfrüchte wie Muscheln, Tintenfisch und Garnelen bevorzugt.

Fisch ist fettarm und leicht verdaulich

»Flüssiges Gold«: Olivenöl

Kaum einer anderen Pflanze wurde von altersher so viel Verehrung entgegengebracht wie dem Olivenbaum. Um ihn ranken sich Geschichten und Sagen, er wurde von Dichtern besungen, von Malern verewigt. Doch niemand weiß genau, seit wann seine Früchte von Menschen genutzt werden.
Bekannt ist immerhin, daß bereits die Menschen der Steinzeit Olivenölvorräte anlegten und daß auch die frühe minoische Kultur auf Kreta den Olivenbaum zu nutzen verstand und einen schwunghaften Olivenölhandel mit Ägypten und Syrien betrieb. Hiervon künden beispielsweise Amphoren und Schrifttafeln, die bei der Ausgrabung des Palastes von Knossos auf Kreta gefunden wurden.
Der Olivenbaum wurde einst vom großen Seefahrervolk der Phönizier im

Die fünf Säulen der klassischen Mittelmeerkost

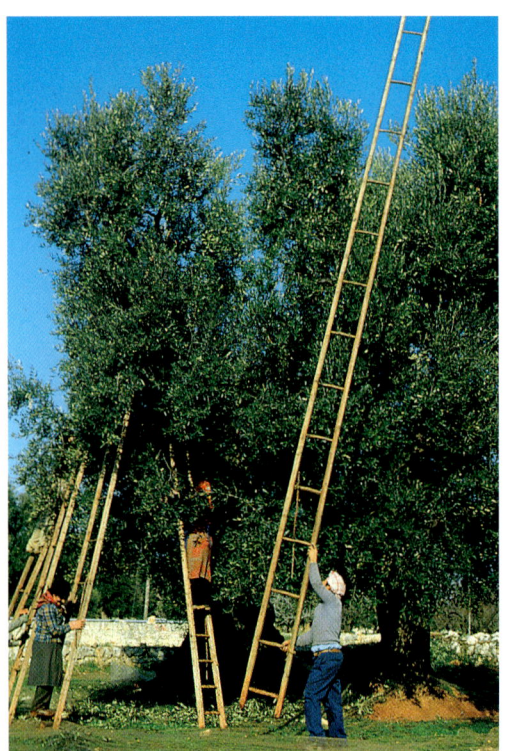

Noch heute werden Oliven von Hand geerntet – eine mühsame, aber lohnenswerte Arbeit.

gesamten Mittelmeerraum verbreitet. Bezeichnend für die hohe Wertschätzung, die dem »heiligen Ölbaum« entgegengebracht wurde, ist eine Verordnung im alten Griechenland, wonach ein Bauer, der mehr als zwei dieser Bäume fällte, mit harten Strafen zu rechnen hatte.

Der »heilige Ölbaum« der Antike

Mythen und Legenden

Im 5. Jahrhundert vor Christus schuf der griechische Bildhauer Phidias das Fries des berühmten, der Göttin Athene geweihten Parthenontempels auf der Akropolis von Athen. Die Bilder dieses Frieses erzählen auch jenen Mythos, der sich um die Gründung Attikas, des neben Sparta bedeutendsten staatlichen Gemeinwesens im alten Griechenland, rankte. Athene und ihr Bruder Poseidon konkurrierten erbittert um die Herrschaft in dieser Region. Um zu einer Entscheidung in diesem Machtkampf zu gelangen, sollten beide in einem Wettstreit ihr Wirken für das Gemeinwesen demonstrieren. Poseidon, der Gott der Meere, schlug nun mit seinem Dreizack auf den Boden, worauf an dieser Stelle eine Salzwasserquelle entsprang. Athene hingegen pflanzte eine Olive in den Boden ein, aus der ein mächtiger Baum hervorging. Dessen Früchte spendeten den Menschen einen köstlichen Saft, der zur Heilung von Krankheiten, zur Pflege des Körpers und zur Nahrung diente. Zeus, als oberster Richter, entschied daraufhin zugunsten Athenes, die somit zur Schutzgöttin Attikas wurde und der Hauptstadt ihren Namen gab. Der Olivenbaum galt zudem stets als ein Symbol des Lebens. So kehrt in der Bibel Noahs Taube mit einem Ölzweig im Schnabel zur Arche zurück, salbte Moses mit Olivenöl Altar, Bundeslade sowie seine Söhne, und auch die israelitischen Könige wurden mit diesem heiligen Öl gesalbt.

Ein Symbol des Lebens

»Flüssiges Gold«: Olivenöl

Olivenöl in der Küche

Wie aus alten Quellen hervorgeht, wurde Olivenöl in der Frühzeit vorwiegend als Lampenöl, für medizinische Zwecke, in der Kosmetik und als Salböl verwendet. Erst mit zunehmender Verbesserung der Herstellungsmethoden und der damit verbundenen qualitativen Verfeinerung fand das Olivenöl auch Eingang in die Küche. Hier nun konnte das »flüssige Gold« genußvoll seinen ganzen Reichtum entfalten und prägte damit die mediterrane Küche wie kaum ein anderes Lebensmittel. Es wird als Brotaufstrich verwendet – eine frisch getoastete Scheibe Weißbrot mit einigen Tropfen Olivenöl ist ein Genuß – als Brat- oder Kochfett sowie zur Verfeinerung frischer Salate.

Olivenöl gibt es in unterschiedlicher Qualität. Am besten ist das kaltgepreßte Öl der 1. Pressung.

Ist Olivenöl gleich Olivenöl?

Unterschiedliche Qualitätsstufen

Wie bei vielen Naturprodukten, etwa dem Wein, gibt es auch bei Olivenöl sehr unterschiedliche Qualitäten. Entscheidend für die Qualität sind die Olivensorte, Standort, Klima, Erntezeit und Art der Verarbeitung der Olive. In der internationalen Küchensprache haben sich für die einzelnen Qualitätsstufen die italienischen Bezeichnungen durchgesetzt, die wir hier ebenfalls verwenden. Von höchster Qualität und bestem Geschmack ist das kaltgepreßte Öl der 1. Pressung, als Olio extra vergine di Oliva bezeichnet. Als zweite Qualität gilt Olio sopraffino vergine di Oliva, gefolgt von Olio fino vergine di Oliva. In der untersten Qualitätsstufe bei kaltgepreßtem Olivenöl findet sich das Lampant-Öl, meist von schlechtem Geschmack und früher, wie schon der Name sagt,

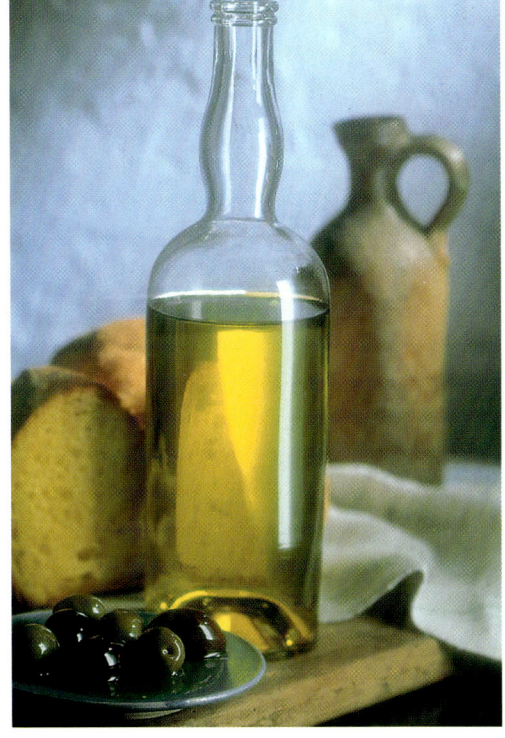

als Lampenöl genutzt. Darüber hinaus gibt es raffiniertes Olivenöl, das meist als Verschnitt mit kaltgepreßtem Olivenöl als Olio di Oliva auf den Markt kommt. Hierzulande trägt es dann die Bezeichnung »reines Olivenöl«. Im Prinzip bedeutet diese Bezeichnung jedoch lediglich, daß dieses Öl ausschließlich aus Oliven hergestellt ist, sie sagt jedoch nichts über die Qualität aus.

Zahlreiche Geschmacksvariationen

Olivenöl gibt es zudem in zahlreichen Geschmacksvariationen, bedingt etwa durch Herkunft und Sorte der verarbeiteten Oliven. Nach Möglichkeit sollte man es also beim Einkauf verkosten oder kleinere Mengen unterschiedlicher Sorten ausprobieren. Für die gute und anspruchsvolle Küche empfiehlt es sich jedoch, ausschließlich die erste Qualitätsstufe, also Olio extra vergine di Oliva, zu verwenden.

Olivenöl – was macht es so wertvoll?

Fett ist nicht gleich Fett. Entscheidend bei der Bewertung eines Fettes für die Ernährung ist seine Zusammensetzung. Fette bestehen aus verschiedenen Bausteinen, deren wichtigste die Fettsäuren sind. Hierbei wird zwischen gesättigten, einfach ungesättigten und mehrfach ungesättigten Fettsäuren unterschieden. Nach neuesten ernährungswissenschaftlichen Erkenntnissen ist es als ideal anzusehen, wenn etwa die Hälfte der gesamten Fettzufuhr aus einfach ungesättigten Fettsäuren besteht sowie je ein Viertel aus gesättigten beziehungsweise mehrfach ungesättigten Fettsäuren.

Ideale Fettzusammensetzung

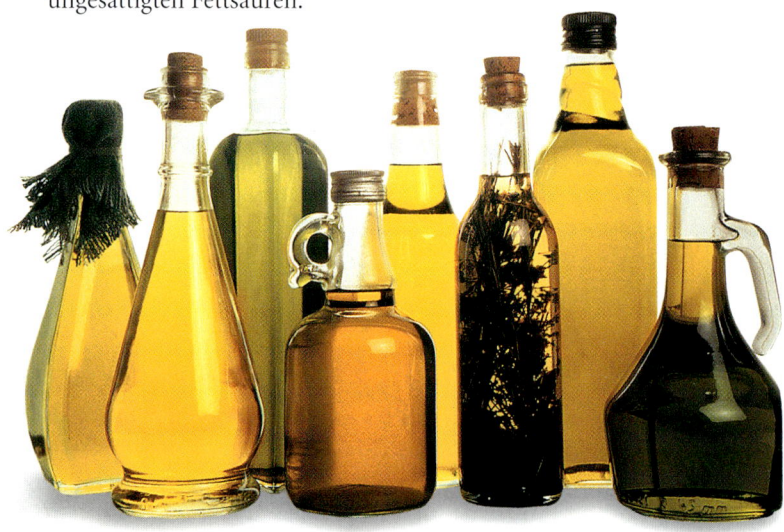

Olivenöl besteht bis zu 75 % aus einfach ungesättigten Fettsäuren, nämlich der Ölsäure, während in anderen Pflanzenölen wie Distel-, Sonnenblumen-, Maiskeim- oder Sojaöl mehrfach ungesättigte Fettsäuren, hier die Linol- und Linolensäure, mit einem Anteil bis zu 60 % überwiegen. Dem Olivenöl in dieser Hinsicht am ähnlichsten ist das Rapsöl mit knapp 60 % der einfach ungesättigten Ölsäure und über 30 % der mehrfach ungesättigten Linol- und Linolensäure. Neben der günstigen Zusammensetzung der Fettsäuren bietet insbesondere das kaltgepreßte Olivenöl zudem verschiedene Inhaltsstoffe, wie etwa Vitamin E, oder auch sekundäre Pflanzenstoffe (Seite 44), die das Cholesterin im Blut vor oxidativen Veränderungen schützen.

Olivenöl im Vergleich

Unverzichtbar – ein Glas Rotwein zum Essen

Fisch muß dreimal schwimmen

Ein altes mediterranes Sprichwort besagt, daß Fisch dreimal schwimmen muß: zuerst im Wasser, dann in Öl und zuletzt in Wein. Dies macht zweierlei deutlich: Erstens, welche große Bedeutung dem Wein in der täglichen Ernährung zukommt und zweitens, daß Wein zum Essen getrunken wird.

Kleine Geschichte des Weins

Alkoholische Getränke, ob Bier oder Wein, begleiten die Menschen aller Kulturen seit archaischer Zeit. In Mesopotamien wie Ägypten, in biblischen wie antiken Zeiten wußte man die Produkte der alkoholischen Gärung zu nutzen und schätzte ihre belebende Wirkung. Nach der Sintflut, so die Bibel, kehrte Noahs Taube mit einem Ölzweig im Schnabel zur Arche zurück und kündete damit von den Böden und Äckern, die wieder aus den Fluten aufgetaucht waren – und Noah pflanzte einen Weinstock! Öl und Wein: ein Zweiklang, offenbar nach göttlichem Willen schon immer zusammengehörig.

Wein stärkt die Gesundheit

Ebenfalls seit frühester Zeit gilt Wein nicht nur als Genuß-, sondern auch als Heilmittel. So rät Paulus in seinem Brief an Timotheus: »Trinke nicht mehr Wasser, sondern brauche ein wenig Wein, um deines

Wein: Genuß- und Heilmittel zugleich

Die fünf Säulen der klassischen Mittelmeerkost

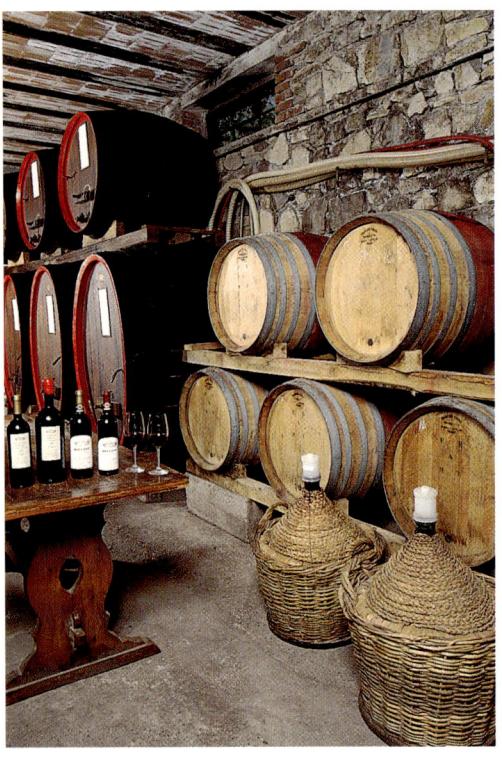

In großen Holzfässern gelagert, »reift« der Rotwein zu höchstmöglicher Güte heran.

Magens willen und weil du so oft krank bist.« In vielen alten Rezepturen wird Wein mit Heilpflanzen kombiniert, doch bereits Hippokrates in Griechenland und auch Asklepiades in Rom setzten ihn auch pur in ihrer Heilkunst ein. Denn man wußte bereits in der Antike, daß Wein Bakterien und andere Krankheitserreger abzutöten vermag, und so gab man selbst den einfachsten Soldaten Wasser nur gemischt mit Wein zu trinken, um ihre Gesundheit und Kampfkraft zu erhalten.

Wein und andere Heilpflanzen

Empfehlungen der US-Gesundheitsbehörden

Im Jahr 1996 hat sich in den ansonsten in dieser Hinsicht sehr zurückhaltenden USA eine kleine Sensation ereignet. Denn in den neuesten Ernährungsrichtlinien der US-Behörden heißt es, daß der tägliche, moderate Konsum von Wein gut für die Gesundheit sei. Dabei wurde ausdrücklich von Weinkonsum zum Essen gesprochen und damit bestätigt, was in den Mittelmeerländern von jeher praktiziert wird. Die amerikanische Gesundheitsbehörde stützte sich bei ihrer Empfehlung auf die Ergebnisse zahlreicher wissenschaftlicher Untersuchungen, die besagen, daß ein allerdings gemäßigter Alkoholkonsum im Gegensatz zu völliger Abstinenz die Lebenserwartung erhöht.

Was macht den Wein so gesund?

Wein ist ein schwach alkoholisches Getränk. Zum Essen getrunken, kann der Alkohol seine optimale Wirkung entfalten, da er hierbei nicht zu schnell vom Blut aufgenommen wird und somit seine antibakterielle Wirkung im Verdauungstrakt voll entfalten kann. Kleine Mengen

Antibakterielle Wirkung

Herz-schützende Wirkung

Alkohol begünstigen zudem den Cholesterinstoffwechsel und schützen somit das Herz (siehe Seite 38). Neben dem erwähnten Alkoholgehalt verfügt Rotwein noch über weitere gesunde Inhaltsstoffe. Diese gehören zur Gruppe der Polyphenole. Genaueres über die besondere Wirkungsweise dieser wertvollen Inhaltsstoffe erfahren Sie im nächsten Kapitel (ab Seite 37).

Ein Stück Lebensfreude

Übrigens: Auch die kommunikative Seite beim Weinkonsum sollte man nicht unterschätzen. Ein Glas Wein zum Essen ist nicht nur unter gesundheitlichen Aspekten empfehlenswert, denn Wein ist auch anregender Genuß, fördert Gespräche, kurz: ist auch ein Stück Lebensfreude. Und genau unter diesem Gesichtspunkt sollten wir ja die gesamte mediterrane Ernährung betrachten.

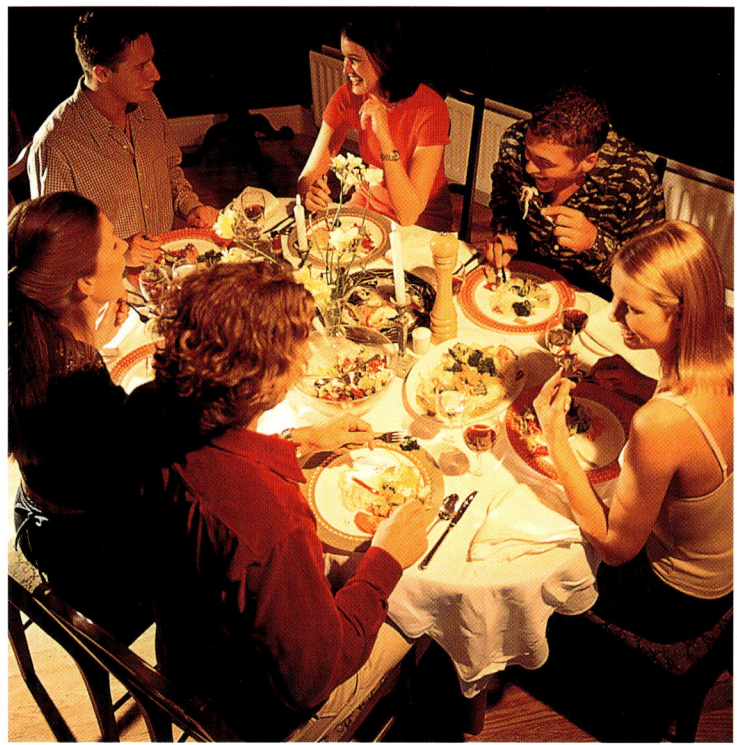

Ein Glas Rotwein zum Essen stärkt die Gesundheit und erhöht den kulinarischen Genuß.

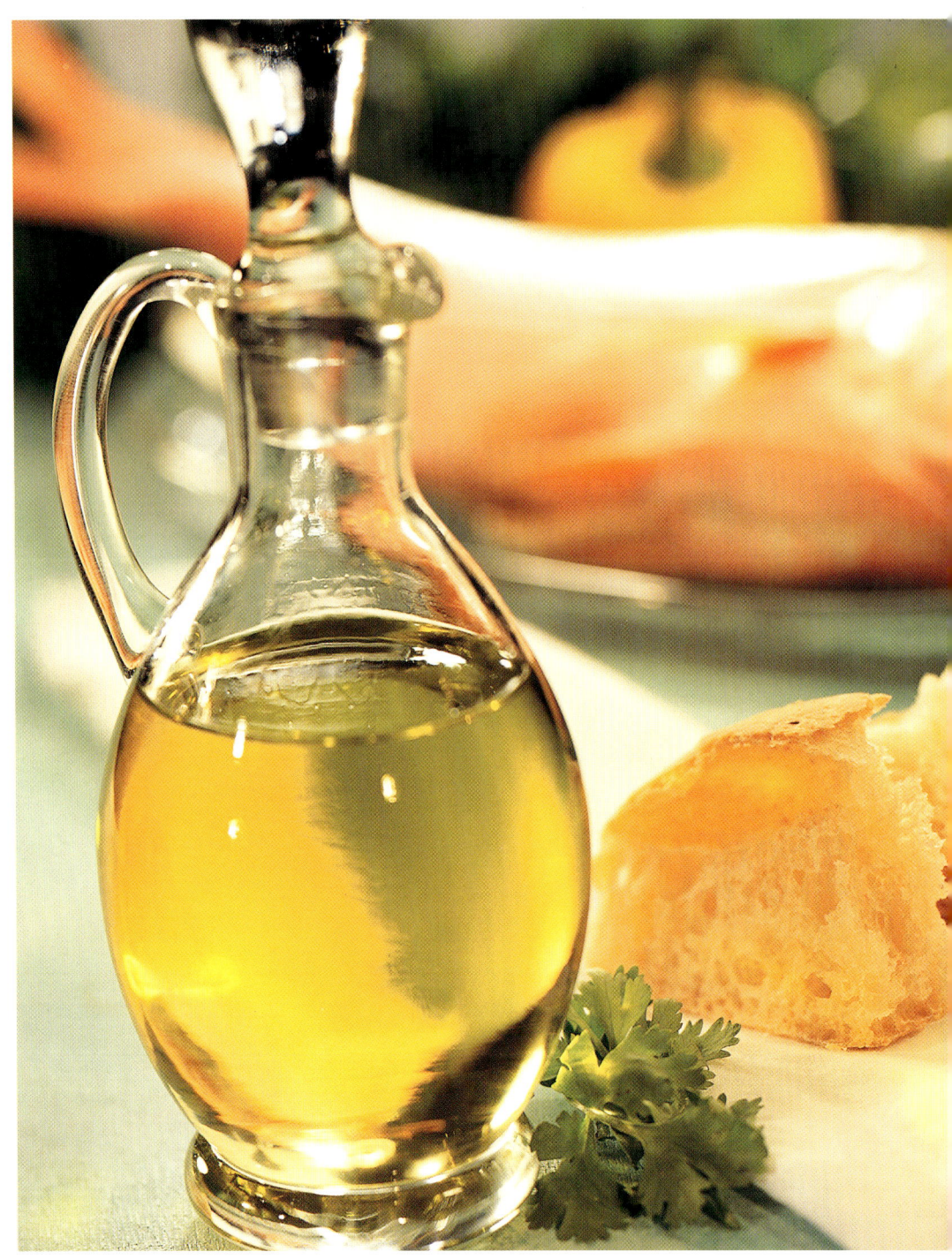

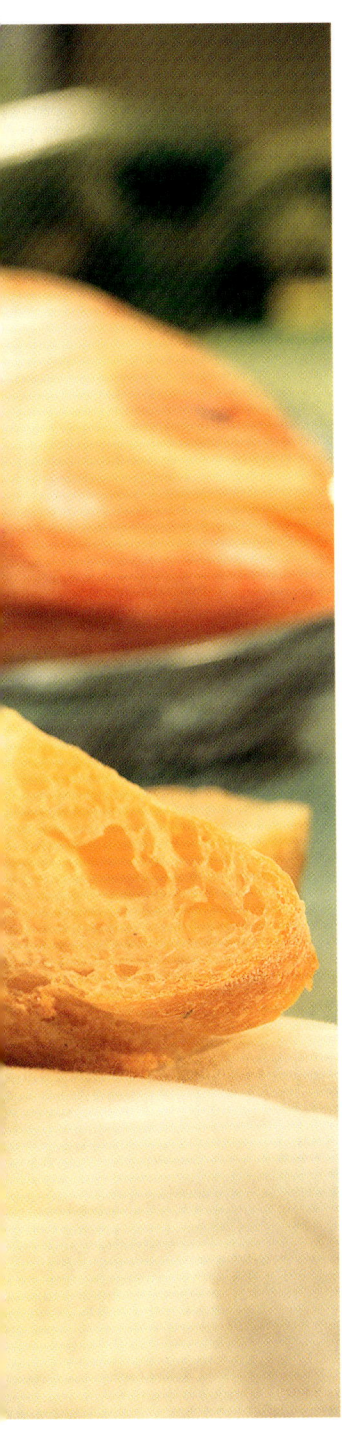

Gesund und fit mit Mittelmeerdiät

Wie kaum eine andere Ernährung ist die Mittelmeerkost dazu geeignet, unsere Gesundheit und körperliche Leistungsfähigkeit zu erhalten. Ausschlaggebend dafür ist ihre ideale Nährstoffzusammensetzung, gepaart mit einem hohen Genußwert.
Im folgenden Kapitel gehen wir zunächst auf die Inhaltsstoffe der in der Mittelmeerküche hauptsächlich verwendeten Nahrungsmittel ein.
Erfahren Sie, welche Risikofaktoren zu den gefürchteten Herz-Kreislauf-Erkrankungen führen können und warum und auf welche Weise Sie sich mit der richtigen Ernährungsweise davor schützen.

Die Mittelmeerkost beugt vor

Schutz vor Herz- und Krebserkrankungen

Die Nährstoffzusammensetzung der traditionellen Mittelmeerkost, ihre charakteristischen Nahrungsbestandteile und Inhaltsstoffe haben positive Eigenschaften. Besonders in der Prävention koronarer Herzerkrankungen und – wie man mittlererweile erkannt hat – auch beim Schutz vor Krebserkrankungen entfalten sie ihre Wirkung.

Ideale Fettzusammensetzung

In der klassischen Mittelmeerküche wird mit Olivenöl gekocht, tierische Nahrungsmittel kommen eher selten auf den Tisch (Mittelmeerkost-Pyramide Seite 18). Dies führt dazu, daß das wünschenswerte Verhältnis der Fettsäuren, nämlich ein hoher Anteil an einfach ungesättigten und ein niedriger Anteil an gesättigten Fettsäuren in idealer Weise erreicht wird (auch Seite 32). Denn tierische Fette in Fleisch- und Milchprodukten bestehen zu 30 % bis 70 % aus gesättigten Fettsäuren. Ein übermäßiger Anteil daran erhöht maßgeblich den Cholesterinspiegel im Blut. Einfach und mehrfach ungesättigte Fettsäuren dagegen senken den Cholesterinspiegel.

Gesättigte und ungesättigte Fettsäuren

Fettsäuren und Cholesterinspiegel

Beim Cholesterin unterscheidet man zwischen LDL (low density lipoprotein), dem sogenannten »bösen« Cholesterin, und HDL (high density lipoprotein), dem »guten« Cholesterin. LDL-Cholesterin erhöht das Risiko einer Gefäßerkrankung. Im Gegensatz dazu schützt das HDL-Cholesterin die Gefäße. Um das Arterioskleroserisiko zu senken, ist es also wünschenswert, das LDL-Cholesterin niedrig zu halten, dagegen das schützende HDL-Cholesterin zu erhöhen (ausführlich Seite 54). Genau das gelingt durch die Zufuhr von einfach ungesättigten Fett-säuren bei gleichzeitig geringer Aufnahme von gesättigten Fettsäuren. Ergebnis: Die mediterrane Küche hilft, den Cholesterinspiegel so ausgeglichen zu halten, wie er für eine optimale Gesunderhaltung der Blutgefäße sein soll.

»Böses« und »gutes« Cholesterin

Ideale Fettzusammensetzung 39

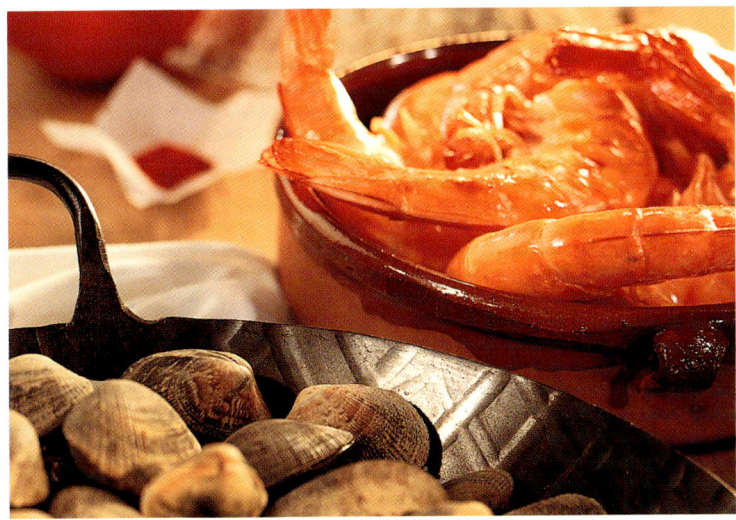

Die Omega-3-Fettsäuren in Fischen und Meeresfrüchten sind äußerst gesund.

Fischöle

Zu den Tieren werden auch Fische und Meeresfrüchte gezählt, die einen nicht unerheblichen Bestandteil der Mittelmeerkost ausmachen. Deren Fett, gemeinhin als Fischöle bezeichnet, enthält jedoch die mehrfach ungesättigten Omega-3-Fettsäuren Docosahexaensäure (DHA) und Eicosapentaensäure (EPA). Diese wiederum senken andere Blutfette (Triglyzeride), verbessern dadurch die Fließeigenschaften des Blutes und verhindern ein Zusammenklumpen der Blutplättchen. So wirken sie vorbeugend gegen Thrombosen und gegen Herzinfarkt.

Fließeigenschaft des Blutes

Wie wirken gehärtete Fette?

Gehärtete Fette sind vorwiegend in Fritier-, Brat- und Backfetten oder Margarine sowie in den mit diesen Fetten hergestellten Lebensmitteln enthalten. Bei der Härtung von pflanzlichen Ölen zu festen Fetten entstehen die sogenannten Trans-Fettsäuren. Diese haben auf den Cholesterinspiegel die gleichen negativen Auswirkungen wie gesättigte Fettsäuren, das heißt, sie fördern die Bildung des »bösen« LDL-Cholesterins und erhöhen somit auch das Risiko von Gefäßerkrankungen. Die Mittelmeerdiät enthält kaum gehärtete Fette, da bevorzugt Olivenöl verwendet wird.

Reich an Kohlenhydraten und Ballaststoffen

Kohlenhydrate und Ballaststoffe werden ausschließlich durch pflanzliche Nahrung aufgenommen, das heißt zusammen mit Obst, Gemüse sowie Getreide beziehungsweise Getreideprodukten wie etwa Brot oder auch Nudeln. Kohlenhydrate liefern im Vergleich mit Fett, bezogen auf die gleiche Gewichtsmenge, nur die Hälfte an Kalorien. Im Sinne einer gesunden Ernährung sollten Kohlenhydrate zur Gesamtkalorienzufuhr mehr als 50 % beitragen.

Einfache und komplexe Kohlenhydrate

Bei den Kohlenhydraten unterscheidet man zwischen einfachen und komplexen Kohlenhydraten. Einfache Kohlenhydrate sind etwa verschiedene Zuckerarten in Obst, komplexe Kohlenhydrate etwa Stärke in Getreide. In naturbelassenen Pflanzenprodukten liegen Kohlenhydrate zusammen mit Ballaststoffen vor. Die Ballaststoffe bewirken, daß die Kohlenhydrate und somit auch die schnellverdaulichen Zucker vom Körper nur langsam aufgenommen werden, was verhindert, daß der Blutzuckerspiegel zu rasch ansteigt (Seite 56).

Zucker und Stärke

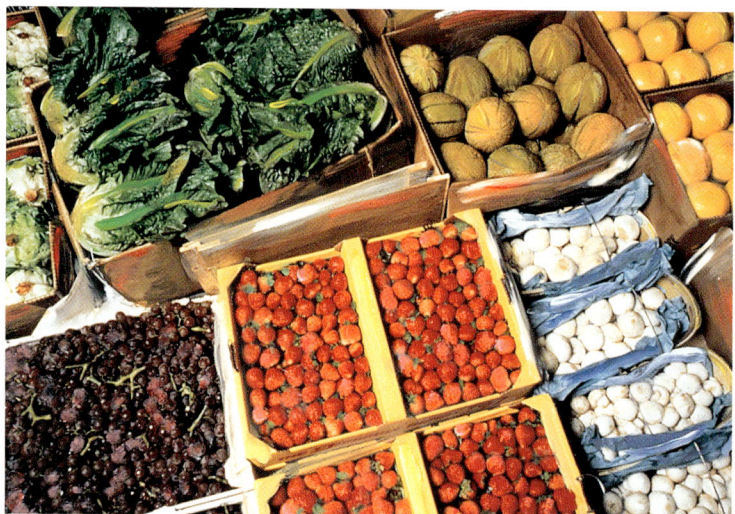

Obst und Gemüse sind reich an Ballaststoffen.

Lösliche und unlösliche Ballaststoffe

Bei den Ballaststoffen wiederum wird zwischen löslichen und unlöslichen Ballaststoffen unterschieden. Lösliche Ballaststoffe sind zum Beispiel Pektine aus Obst und Gemüse, unlösliche Ballaststoffe sind Faserstoffe wie Zellulose, die vorwiegend in Getreide und Getreideprodukten vorkommen. Hülsenfrüchte enthalten beide Arten der genannten Ballaststoffe.

Pektine und Zellulose

Unlösliche Ballaststoffe bedingen eine langanhaltende Sättigung sowie eine gute Verdauung. Aus diesem Grund wirken sie auch vorbeugend gegen Dickdarmerkrankungen. Lösliche Ballaststoffe wiederum binden die Gallensäuren im Darm und tragen dadurch zu deren Ausscheidung bei. Bei der Neubildung von Gallensäuren aber wird Cholesterin verbraucht, dessen Anteil im Blut dadurch sinkt. Darüber hinaus wird auch mit der Nahrung zugeführtes Cholesterin im Verdauungstrakt an lösliche Ballaststoffe gebunden und mit dem Stuhl ausgeschieden.

Ausreichend Vitamine und Mineralstoffe

Vitamine und Mineralstoffe sind lebenswichtige Nährstoffe, die mit der Nahrung aufgenommen werden müssen. Zwar werden sie vom Körper nur in kleinen Mengen benötigt, doch kann bereits ein geringer Mangel dieser Nährstoffe die Gesundheit beeinträchtigen. Denn Vitamine und Mineralstoffe sind für die biochemischen Reaktionen in unserem Körper unbedingt notwendig. Dabei werden sie jedoch verbraucht und müssen deshalb ständig ersetzt werden.

Schon geringer Mangel schadet

Funktion und Wirkung von Vitaminen

Vitamine sind an der Umwandlung der Nahrungsenergie in Körperenergie, das heißt an den Stoffwechselvorgängen im Körper beteiligt. Sie bauen Enzyme, Hormone, Blutzellen sowie Gewebe auf und unterstützen die körpereigenen Abwehrkräfte gegen Infektionskrankheiten. Im Mittelpunkt des ernährungswissenschaftlichen Interesses stehen heute vor allem die antioxidativ wirkenden Vitamine. Welches aber sind diese Vitamine und worin liegt ihre besondere Wirkung im Hinblick auf eine sinnvolle Ernährung beziehungsweise im Hinblick auf unsere Gesundheit?

Wichtig für den Stoffwechsel

Die Mittelmeerkost beugt vor

Antioxidativ wirkende Vitamine

Über ihre Vitaminfunktion hinaus sind Provitamin A, Vitamin C und Vitamin E antioxidativ wirksam. Wie man heute weiß, laufen im menschlichen Körper oxidative Prozesse ab, bei denen sogenannte »freie Radikale« entstehen. Dies sind äußerst aggressive Sauerstoffmoleküle, die Körperzellen zerstören können. Die drei zuvor genannten Vitamine vermögen nun diese freien Radikale unschädlich zu machen. Sie wirken wie eine Art »Rostschutz« gegen die Oxidation (wir kommen auf Seite 57 im Zusammenhang mit Arteriosklerosefaktoren noch ausführlich darauf zurück).

»Freie Radikale«

Folsäure

Ein weiterer wichtiger Vertreter aus der Gruppe der Vitamine ist die Folsäure. Wenn Frauen während der Schwangerschaft einen Folsäuremangel haben, kann das beispielsweise zu Neuralrohrdefekten bei Neugeborenen führen. Dieser Defekt, umgangssprachlich auch als »offener Rücken« bezeichnet, kann zum Teil schwere Nerven- und Organfunktionsstörungen bedingen. Außerdem ist ein Mangel an Folsäure Mitursache für erhöhten Homocysteinspiegel im Blut, der heute als Risikofaktor für Arteriosklerose erkannt wurde (Seite 58).

Folsäuremangel ein Risikofaktor

Funktion und Wirkung von Mineralstoffen

Mineralstoffe sind anorganische Substanzen, die vom Körper in kleinen Mengen gebraucht werden und ebenfalls für zahlreiche biochemische Reaktionen unentbehrlich sind. Dazu zählen beispielsweise Nerven- und Muskelerregbarkeit, Blutbildung und Sauerstofftransport, Aufbau von Knochen und Zähnen, Steuerung des Wasserhaushaltes und vieles mehr. Mineralstoffe gehen besonders mit den Körperflüssigkeiten verloren und müssen wieder ersetzt werden.

Mineralstoffe müssen ersetzt werden

Magnesium, Kalium, Selen und Jod

Unter den Mineralstoffen ist vor allem Magnesium zu nennen, dessen herzschützende Eigenschaft weitgehend bekannt ist, aber auch Kalium, das den Blutdruck normalisiert, sowie Selen, das sowohl an antioxidativen Prozessen beteiligt ist, wie auch in der Folge am Aufbau von

Schutzmechanismen gegen die Entartung von Zellen und das damit eine krebsvorbeugende Wirkung aufweist. Außerdem ist Jod wichtig bei der Bildung von Schilddrüsenhormonen.

Vitamine und Mineralstoffe werden mit der herkömmlichen Mittelmeerkost in ausreichender Menge aufgenommen, da sie sehr reich an Gemüse und Obst ist. Außerdem sind Fisch, Getreideprodukte, Hülsenfrüchte, Kartoffeln, Nüsse und Olivenöl die wichtigsten Lieferanten dieser, für die Gesunderhaltung effektiven Wirkstoffe.

Waffen der Pflanzen – unser Nutzen

Pflanzen werden an ihren natürlichen Standorten kaum geschädigt, obwohl sie einer Vielzahl von Bakterien, Pilzen, Freßfeinden und ähnlichen Bedrohungen ausgesetzt sind. Denn Pflanzen reagieren auf all diese Gefahren mit dem Einsatz von »Schutzwaffen«, die Feinde von ihnen fernhalten. Manche Pflanzen können diese Abwehrstoffe sogar innerhalb weniger Minuten produzieren und ihren Freßfeinden damit ordentlich den Appetit verderben. Farbstoffe von Pflanzenblüten locken die Insekten an, die für die Bestäubung sorgen. Farb- und Geschmacksstoffe der Früchte sorgen dafür, daß diese von Vögeln und anderen Tieren gefressen werden und sich die Samen weiter verbreiten können. Andere Stoffe regulieren das Wachstum der Pflanzen. Diese Waffen der Pflanzen bezeichnet man als sekundäre Pflanzenstoffe, die im Vergleich zu den primären Hauptbestandteilen, also Kohlenhydraten, Fett und Eiweiß, meist nur in geringen Mengen vorkommen. Und genau diese sekundären Pflanzenstoffe sind es auch, die ihre nützliche Tätigkeit im menschlichen Körper enfalten.

Sekundäre Pflanzenstoffe

Nutzen und Wirkung

Viele dieser pflanzlichen Schutzstoffe sind in ihrer einzelnen Wirkung auf den menschlichen Organismus noch nicht bekannt. Gleichwohl wird intensiv geforscht, um Zusammenhänge näher zu ergründen. So werden derzeit am Institut für Gemüseanbau der Technischen Univer-

Umfangreiche Forschungen

sität Weihenstephan Wirkstoffe des aus China kommenden Affenkopfpilzes gegen Krebs untersucht. Auslöser dafür war die Beobachtung, daß chinesische Heilkundler ihren Patienten bereits Tabletten mit den Wirkstoffen dieses Pilzes verabreichen. So erweitert die Wissenschaft ihr Wissen ständig, wobei vor allem deutlich wird, daß in der Gesamtwirkung das Ineinandergreifen vieler Einzelwirkstoffe erst den Erfolg ausmacht.

Beispiel: Affenkopfpilz

Vielfalt an sekundären Pflanzenstoffen

Zwar sind von den rund 10 000 sekundären Pflanzenstoffen, die man in pflanzlichen Nahrungsmitteln entdeckt hat, bislang nur etwa 100 näher erforscht, aber es ist jetzt schon klar, daß den pflanzlichen Nahrungsmitteln eine wichtige Rolle im Rahmen einer gesunden Ernährung zukommt. Und beinahe täglich werden neue Inhaltsstoffe entdeckt, auf ihre Wirkung hin untersucht und meist als außerordentlich nützlich und wertvoll identifiziert. Pflanzliche Nahrungsmittel sind einer der Stützpfeiler der Mittelmeerkost. So scheint es, daß ihr überdurchschnittlicher Verzehr ein wichtiger Grund für den außergewöhnlich guten Gesundheitsstatus der Bevölkerung im Mittelmeerraum ist. Vertraten Ernährungswissenschaftler bislang die Meinung, daß es bei einer gesunden Ernährungsweise neben der bedarfsgerechten Kalorienzufuhr hauptsächlich auf die richtige Relation der Hauptnährstoffe Eiweiß, Fett und Kohlenhydrate ankommt, so beachtet man heute zunehmend die Bedeutung der Schutzwirkung von sekundären Pflanzenstoffen. Wir möchten Ihnen die wichtigsten Hauptgruppen einzeln vorstellen, um zu zeigen, wie sie uns helfen können, gesund zu bleiben.

Wichtig für eine gesunde Ernährung

Carotinoide

Im Pflanzenreich fallen Carotinoide als gelb-orange-rote Farbstoffe auf. Am bekanntesten und am besten erforscht sind das Beta-Carotin und das Lycopin.

Gelbe und orangefarbene Pflanzenprodukte

Beta-Carotin
Beta-Carotin findet sich vor allem in gelben und orangefarbenen Pflanzenprodukten und hier besonders in Karotten, Paprika, Aprikosen und Honigmelonen, aber auch in Spinat, Broccoli und Kräutern. Es stellt eine Vorstufe des Vitamin A dar, weshalb man es auch als Pro-

vitamin A bezeichnet. Provitamin A ist eine stark antioxidativ wirkende Substanz (Seite 42). Es schützt die Körperzellen vor den zerstörerischen Folgen von Oxidationsprozessen sowie die Hautzellen vor den schädlichen Einflüssen des UV-Lichts. Beta-Carotin ist in seiner Wirkung ähnlich dem Lycopin, wobei letzterem inzwischen sogar noch stärkere antioxidative Eigenschaften zugeschrieben werden.

Lycopin

Hauptträger des sekundären Pflanzenstoffes Lycopin ist die Tomate. Entsprechend findet sich Lycopin auch in allen Tomatenprodukten, und hier sogar, etwa in Tomatenmark, in konzentrierter Form. Lycopin gibt der Tomate ihre rote Farbe, seine eigentliche Bedeutung liegt jedoch in seiner antioxidativen Eigenschaft (Seite 42). So ist es in der Lage, jene »freien Radikale«, die als Auslöser eines oxidativen Prozesses an der Bildung von LDL-Cholesterin beteiligt sind, zu neutralisieren und damit unschädlich zu machen. Derart schützt Lycopin unsere Gefäße, da nämlich das »oxidierte«, »böse« LDL-Cholesterin (Seite 57) die Hauptverantwortung für die Entstehung von Arteriosklerose trägt, mit all ihren möglichen Folgeerscheinungen wie Durchblutungsstörungen, Schlaganfall oder Herzinfarkt.

Antioxidative Eigenschaften

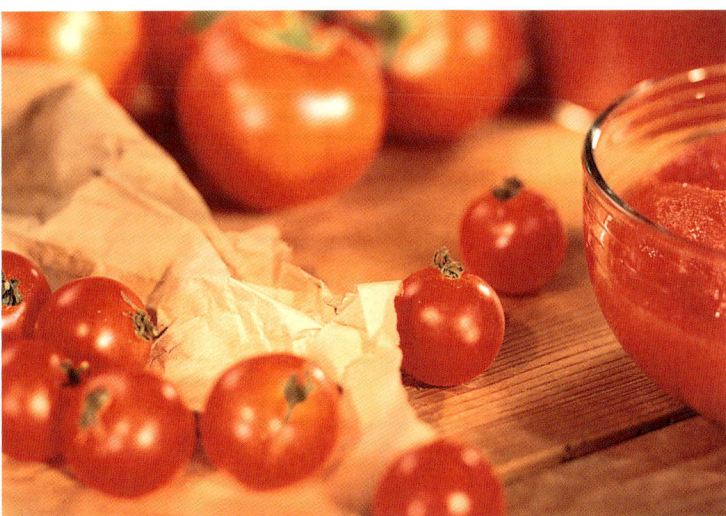

Tomaten enthalten große Mengen des sekundären Pflanzenstoffes Lycopin.

Polyphenole

In fast allen Pflanzen enthalten

Zu den Polyphenolen zählt eine große Gruppe sekundärer Pflanzeninhaltsstoffe, die nahezu in allen Pflanzen vorkommt. Sie sind in Gewürzen und Kräutern enthalten, in Obst und Gemüse, in Nüssen sowie in Getreideprodukten, aber auch in Tee und Kaffee. Bedeutende Untergruppen der Polyphenole sind die Flavonoide, die Phenolsäuren sowie die Anthocyane.

Flavonoide

Die Flavonoide werden zu den vermutlich wirksamsten Antioxidantien gezählt. Das beruht vor allem darauf, daß sie sowohl in wäßrigen wie auch in öligen Lösungen wirken. Im Vergleich zu Vitamin C, das nur in Zellflüssigkeit wirksam ist oder Vitamin E, das nur in Zellmembranen und LDL-Cholesterin wirkt, entfalten Flavonoide in beiden Medien ihre Wirkung. Zu den Flavonoiden zählen beispielsweise auch die Anthocyane. Sie geben vielen Pflanzen ihre rote, violette oder blaue Farbe. Somit sind sie in blauen Trauben enthalten und entsprechend im Rotwein, für dessen Herz-Kreislauf-schützende Wirkung sie mitverantwortlich sind. Sie hemmen die Oxidation des LDL-Cholesterins und verhindern gleichzeitig das Aneinanderkleben von Blutplättchen und damit die Bildung von Blutgerinnseln. Sie bannen also in der Konsequenz auch die Gefahr einer Thrombose.

In allen Körpergeweben wirksam

Phenolsäuren

Phenolsäuren kommen vor allem in Walnüssen und Beerenobst sowie in schwarzem und grünem Tee vor. Ihnen wird eine besondere Schutzfunktion gegen Krebserkrankungen zugeschrieben. So geht man davon aus, daß sie vor allem die Erbsubstanz gegen krebsauslösende Stoffe schützen. Darüber hinaus verfügen sie über antimikrobielle und antivirale Eigenschaften, das heißt, sie sind in der Lage, Bakterien und Viren, die unsere Gesundheit bedrohen, unschädlich zu machen.

Glucosinolate

Glucosinolate kommen ausschließlich in Pflanzen der Kreuzblütler vor, das heißt in allen Kohlarten, insbesondere in Broccoli, aber auch in Rettich, Meerrettich,

Senf und einigen Wurzelgemüsen wie Steckrüben oder Teltower Rübchen. Glucosinolate beziehungsweise deren Abbauprodukte geben beispielsweise Rettichgemüsen ihren charakteristischen Geschmack. Diese Abbauprodukte, die erst bei der Zerkleinerung durch Berührung mit Sauerstoff entstehen, steigern die Aktivität von Entgiftungsenzymen, worauf ihre krebsvorbeugende Wirkung beruht. Darüber hinaus sind beispielsweise Senföle, ihrerseits eine Gruppe der Abbauprodukte, vorwiegend gegen Bakterien und Viren aktiv, während eine weitere Gruppe von Abbauprodukten, die Indole, den Cholesterinspiegel zu senken vermag.

Gesundheitsfördernde Abbauprodukte

Sulfide

Sulfide sind schwefelhaltige Substanzen, die vorwiegend in Zwiebeln, Lauch, Knoblauch und Schnittlauch vorkommen. Sie wirken sowohl antibakteriell wie antioxidativ (Seite 42) und haben gleichzeitig einen herzschützenden Effekt. Darüber hinaus senken Sulfide den Cholesterinspiegel, regulieren den Blutdruck, beeinflussen die Fließeigenschaft des Blutes positiv und verhindern ein Zusammenklumpen der Blutplättchen, womit sie gleichzeitig vorbeugend gegen Thrombosen wirken. International anerkannte Studien weisen ihnen außerdem einen hohen Stellenwert bei der Vorbeugung gegen Magenkrebs zu.

Substanzen mit vielerlei Eigenschaften

Phytosterine, Saponine und Monoterpene

Phytosterine sind in fettreichen Pflanzenteilen, vor allem in Sesam und Sonnenblumenkernen, aber auch in naturbelassenen Pflanzenölen enthalten. Sie wirken cholesterinsenkend und vorbeugend gegen Darmkrebs. Saponine finden sich vorwiegend in Hülsenfrüchten, aber auch in Kräutern wie Salbei oder Rosmarin. Sie stärken das Immunsystem und senken den Cholesterinspiegel. Monoterpene kommen in Pfefferminze, Zitrusölen und Gewürzen wie Kümmel vor. Sie verstärken die Entgiftungsleistung der Leber und verringern die krebserregende Wirkung von Nitrosaminen. Nitrosamine werden sowohl im Körper gebildet als auch mit der Nahrung aufgenommen, beispielsweise mit gegrilltem oder gepökeltem Fleisch.

Vielfältige Schutzfunktionen

Die Mittelmeerkost beugt vor

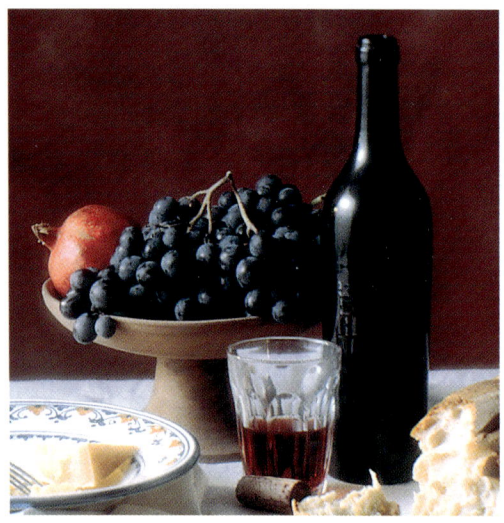

Die Mischung macht's

Bei all den zuvor genannten Stoffgruppen und einzelnen bioaktiven Wirkstoffen muß man nach den neuesten Erkenntnissen davon ausgehen, daß sie ihre optimale Wirkung nicht einzeln, das heißt isoliert, sondern im Verbund mit weiteren teils bekannten, teils noch unerforschten, daher unbekannten pflanzlichen Inhaltsstoffen entfalten.

Optimale Wirkung

Nehmen wir als Beispiel die auf Seite 46 beschriebenen Anthocyane. In der Lebensmittelindustrie werden sie als natürliche Farbstoffe eingesetzt, ohne daß sie in diesen Fällen auch nur annähernd ähnliche Wirkungen zeigen wie beispielsweise im Rotwein, wo sie im Verbund mit weiteren Inhaltsstoffen wie Gerbstoffen und Alkohol erst ihren arterioskleroseschützenden Effekt entfalten.

Entscheidend für eine gesunde Ernährung ist die Mischung der »richtigen« Nahrungsmittel.

Das gilt im gleichen Maße für alle sekundären Pflanzenstoffe, die in einzelnen Lebensmitteln enthalten sind. Auch kann man keineswegs davon ausgehen, daß die erhöhte Zufuhr eines einzelnen Nahrungsmittels aufgrund seiner speziellen Inhaltsstoffe eine positive Wirkung erzielt. Erst ihre möglichst vielfältige Mischung bringt sowohl in der Vorbeugung gegen Risikofaktoren, wie sie nachfolgend aufgezählt werden, wie auch bei ihrer Behandlung, den gewünschten positiven Effekt.

Aufgrund ihrer Zusammensetzung erfüllt die mediterrane Ernährungsweise wichtige Anforderungen, die heute an eine Ernährung mit präventiver Wirkung gestellt werden. Dies gilt sowohl zur Prävention von Risikofaktoren für Herz-Kreislauf-Erkrankungen wie Übergewicht, Bluthochdruck, Fettstoffwechselstörungen und Zuckerkrankheit als auch zur Prävention von Krebserkrankungen, insbesondere von Dickdarm-, Brust- und Prostatakrebs.

Prävention von Risikofaktoren

So hilft die Mittelmeerdiät

Die mediterrane Kost ist ideal dafür geeignet, sich genußvoll und zugleich kalorienbewußt zu ernähren. Aufgrund ihrer Zusammensetzung vermag sie den menschlichen Organismus darüber hinaus auch vor vielen Risikofaktoren zu schützen, die zu Herz-Kreislauf-Erkrankungen und Krebs führen können, wie wir im folgenden näher ausführen werden. Auch als begleitende Therapie bei bereits aufgetretenen Erkrankungen ist die Mittelmeerdiät ein Mittel der ersten Wahl.

Genußvoll und kalorienbewußt essen

Die Gefahr falscher Ernährung

Herz-Kreislauf-Erkrankungen und Krebs zählen zu den Zivilisationskrankheiten, die in unseren Breiten rund drei Viertel aller Todesfälle verursachen. Besonders Herz-Kreislauf-Erkrankungen, die mit 48 % die in Deutschland häufigste Todesursache bilden, haben ihre Ursache vielfach in einer falschen Lebens- und Ernährungsweise. Aber selbst das Risiko, an Krebs zu erkranken, kann durch eine ausgewogene, bedarfsgerechte Ernährung vermindert werden, so daß man seinem täglichen Essen besser mehr Aufmerksamkeit widmen sollte.
Um die Bedeutung der richtigen Ernährung so recht verstehen zu können, müssen wir zunächst einmal nachvollziehen, wie es durch die permanent falsche Ernährungsweise zum gesundheitlichen Zusammenbruch kommen kann.

Zivilisationskrankheiten und Lebenserwartung

Arteriosklerose und Herz-Kreislauf-Erkrankungen

Der junge und gesunde Mensch verfügt über elastische Blutgefäße mit glatter und intakter Innenhaut, dem sogenannten Endothel. Im Laufe der Jahre können nun verschiedene Ursachen zu einer Schädigung der Gefäßinnenwände führen. Fett- und Zellablagerungen an den geschädigten Stellen führen im weiteren Verlauf zur Einengung und Verhärtung der Gefäße. Wir sprechen dann von Arteriosklerose oder – wenn

Schädigung der Gefäße

Herz-Kreislauf-Erkrankungen

es sich um krankhafte Veränderungen der Herzkranzgefäße handelt – von Koronarsklerose. Die Folgen der Arteriosklerose können Herzinfarkt, Schlaganfall oder auch viele andere Herz-Kreislauf-Erkrankungen sein, wie beispielsweise Angina pectoris (Durchblutungsstörungen des Herzmuskels), Herzrhythmusstörungen, Gangrän (schwarze Zehen). Betroffen sein können aber auch die Augen (Erblindung), der Darm oder auch die Nieren. Von Arteriosklerose kann jedes Gewebe im menschlichen Körper betroffen sein.

Risikofaktoren der Arteriosklerose

Ursächlich für die Entstehung von Arteriosklerose sind zunächst einmal die klassischen Risikofaktoren wie Übergewicht, erhöhte Blutfette, Bluthochdruck und Zuckerkrankheit. Sie führen auf unterschiedliche Weise zur Gefäßschädigung. Sie können allein, aber erst recht gemeinsam zur frühzeitigen Arteriosklerose führen. Deshalb spricht man, wenn sie zusammenwirken, auch vom »tödlichen Quartett« oder vom Metabolischen Syndrom. Das besondere Merkmal der genannten Risikofaktoren ist, daß man erhöhte Blutfett- und Zuckerwerte sowie Bluthochdruck häufig erst zu spät erkennt, wenn bereits Gefäßschäden entstanden sind. Man weiß heute, daß bei übergewichtigen Kindern bereits erste Gefäßveränderungen infolge Fettablagerungen nachweisbar sind. Im allgemeinen stellen sich die Risikofaktoren jedoch im frühen bis mittleren Erwachsenenalter zunächst schleichend ein, obwohl man sich körperlich und gesundheitlich vollkommen wohl fühlt. Gerade deshalb macht es Sinn, Vorsorgeuntersuchungen schon ab dem 35. Lebensjahr wahrzunehmen. Denn nur dann, wenn Risikofaktoren rechtzeitig erkannt werden, kann man früh genug damit beginnen, den Arterioskleroseprozeß bereits in den Anfängen aufzuhalten oder zumindest zu verlangsamen. Natürlich sollten Sie auch auf Ihre Lebensgewohnheiten achten, denn auch verhaltensbedingte Risikofaktoren wie Rauchen, übermäßiger Alkoholkonsum sowie mangelnde Bewegung tragen zu Arteriosklerose und damit zu Herz-Kreislauf-Erkrankungen bei.

Vorsorgeuntersuchungen nutzen

Schutzfaktoren gegen Arteriosklerose

So wie man die Risikofaktoren für Arteriosklerose genau kennt, kann man heute auch Schutzfaktoren nennen, die die frühzeitige Entwick-

Mittelmeerkost und Übergewicht

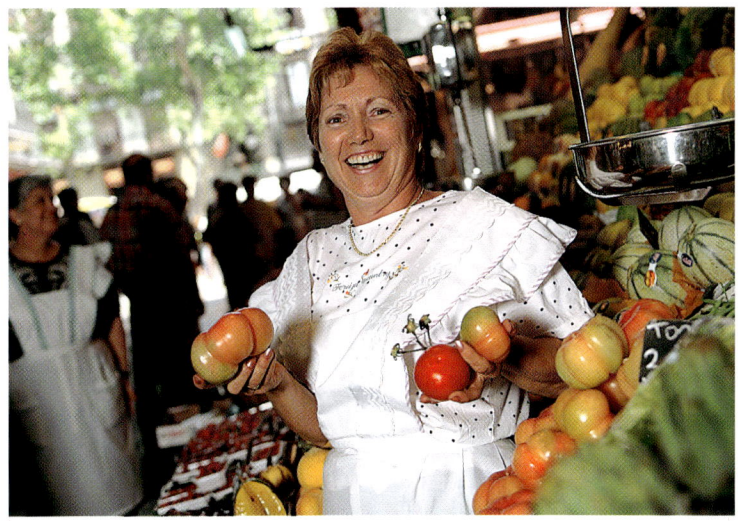

Um sich vor Arteriosklerose zu schützen, sollten Sie viel Obst und Gemüse essen – idealerweise frisch auf dem Markt gekauft.

lung der Arteriosklerose und ihre Folgen deutlich vermindern können. Betrachten wir dabei die Risikofaktoren einfach von der anderen Seite, so sind Normalgewicht, normale Blutfette, normaler Blutdruck und normaler Blutzuckerspiegel ganz wesentliche Schutzfaktoren. Ebenso Nichtrauchen, Sport sowie gesunder Umgang mit Streß.

Was die Ernährung im einzelnen anbelangt, sollten Sie vor allem viel Obst und Gemüse essen. Darüber hinaus spielen aber auch Getreideprodukte, Hülsenfrüchte, die verwendeten Fette (vorwiegend kaltgepreßtes Olivenöl) und sogar das Glas Rotwein zum Essen eine entscheidende Rolle. Denn geringer bis mäßiger Alkoholkonsum, insbesondere in Form von Rotwein, stellt ja im Vergleich zur Alkoholabstinenz auch eine Schutzwirkung dar (Seite 33).

Das Glas Rotwein gehört dazu

Mittelmeerkost und Übergewicht

Abgesehen von wenigen Ausnahmen ist die zu hohe Kalorienzufuhr Ursache jeglichen Übergewichts. Hier beugt die Mittelmeerkost vor und kann darüber hinaus bereits vorhandenes Übergewicht wieder auf ein Normalmaß zurückführen. Der Grund dafür ist, daß pflanzliche Nahrungsmittel in der mediterranen Kost überwiegen. Sie enthalten pro Gewichtseinheit weniger Kalorien als tierische Lebensmittel, was sich positiv auf das Körpergewicht auswirkt. Südländer sind durchschnittlich wesentlich schlanker als ihre Zeitgenossen in Mitteleuropa oder auch in Nordamerika. Ein Beweis dafür, daß, entgegen der weitverbreiteten Meinung, Getreideprodukte wie Brot und Nudeln, Kartoffeln, Reis und Hülsenfrüchte keine Dickmacher sind. Außerdem ist die Mittelmeerküche ballaststoffreich, was zu einer anhaltenden Sättigung beiträgt. So verlangt sie nicht einmal Verzicht, ist also nicht auf Verboten aufgebaut.

Satt durch ballaststoffreiche Ernährung

Im Vordergrund steht die Lebensfreude

Gerade bei der Reduktion von Übergewicht (dazu ausführlich ab Seite 62), ist es wichtig, die Lebensfreude, und dazu zählt natürlicherweise auch genußreiches Essen, zu erhalten. Verbote und Diäten schaden hier mehr als sie nutzen. Die Mittelmeerkost ermöglicht uns mit allen Sinnen zu genießen, ohne ununterbrochen von Einschränkungen eingeengt zu sein. Einen besonderen Genußaspekt kann man sich bereits beim Einkauf und bei der Zubereitung frischer Nahrungsmittel schaffen. Erinnern Sie sich an das Beispiel von »Caprese« (Seite 9)? Achten Sie auf die farbliche Zusammenstellung der Gerichte, so ermöglichen Sie sich ganz einfach eine ursprüngliche und lustvolle Beziehung zu den Nahrungsmitteln.

Ein schön gedeckter Tisch, ein köstliches Gericht auf dem Teller und ein Glas Rotwein – so läßt sich gesundes Essen genießen!

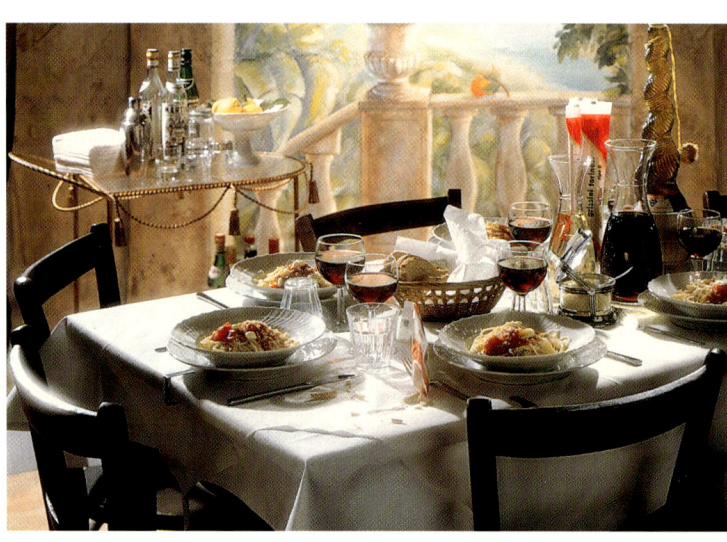

Risikofaktor Übergewicht

In bezug auf Herz-Kreislauf-Erkrankungen gilt Übergewicht nach wie vor als Risikofaktor Nummer eins, weil es einerseits andere Risikofaktoren nach sich zieht und/oder auch verstärkt. So führt Übergewicht zu einer überproportionalen Belastung des Herzens und des Kreislaufs, was wiederum einen erhöhten Blutdruck bedingt – bei Übergewichtigen ist das Risiko für Bluthochdruck 6fach erhöht!

Außerdem steigen die Blutfette an, wobei besonders das arterioskloseförderndes LDL-Cholesterin stark erhöht ist, während das arteriosklereschützende HDL-Cholesterin sehr niedrig liegt. Übergewichtige haben auch erhöhte Triglyzeride (andere Blutfette), die die Fließeigenschaften des Blutes negativ beeinflussen und zugleich erhöhte Fibrinogenwerte, was die Blutgerinnung und damit die Thrombosegefahr verstärkt. Das Risiko, an einem Herzinfarkt oder Schlaganfall zu sterben, ist bei übergewichtigen Menschen deshalb um das 4fache erhöht. Übergewicht erhöht darüber hinaus das Risiko für Zuckerkrankheit um das 3fache, indem es die Insulinwirksamkeit herabsetzt. Diabetiker vom Typ 2 (Altersdiabetiker), die zu 90 % übergewichtig sind, verdanken diesem Umstand in den meisten Fällen ihre Erkrankung.

Begünstigt Zuckerkrankheit

Mittelmeerkost und erhöhte Blutfette

Obwohl in allen Mittelmeerländern der Gesamtfettverzehr relativ hoch liegt, hat man festgestellt, daß das Arteriosklerosesiko der dortigen Bevölkerung niedriger ist als bei uns. Worauf ist das zurückzuführen? Neueste Ernährungsstudien, die sich besonders mit diesem Phänomen beschäftigt haben, kommen zu dem Ergebnis, daß hierbei mehrere Faktoren eine Rolle spielen. Durch die Zusammensetzung der verwendeten Speisefette wird das arterioskloseförderndes LDL-Cholesterin gesenkt, das schützende HDL-Cholesterin dagegen erhöht. Darüber hinaus ist die Mittelmeerkost cholesterinarm, da sie weniger tierische Lebensmittel enthält, was sich auch auf die Höhe des LDL-Cholesterins positiv auswirkt. Wie man ebenfalls festgestellt hat, ist es vorwiegend die »oxidierte« Form des LDL-Cholesterins, die Gefäßschäden hervorruft. Dem wirkt die Mittelmeerküche dadurch entgegen, daß sie eine Vielzahl von Antioxidantien enthält. Diese finden Sie vorwiegend in Gemüse und Obst, kaltgepreßtem Olivenöl, aber auch in Nüssen,

Speisefette und Cholesterinspiegel

So hilft die Mittelmeerdiät

Fischöle und Rotwein

Kernen und Samen wie Walnüssen, Sesam, Sonnenblumen- oder Pinienkernen. Zu einer wünschenswerten Zusammensetzung der Nahrungsfette trägt besonders der relativ häufige Verzehr an Fisch und Meeresfrüchten bei. Fischöle verbessern die Fließeigenschaften des Blutes, indem sie die Triglyzeride senken und das Zusammenkleben der Blutplättchen verhindern. Dadurch wir die Thrombosegefahr verringert. Neben der antioxidativen Wirkung wird im Hinblick auf die Blutfette dem Rotwein eine nicht unerhebliche Bedeutung beigemessen, denn geringer Alkoholkonsum erhöht das gute HDL-Cholesterin.

Risikofaktor erhöhte Blutfette

Erhöhte Blutfette, insbesondere ein hoher LDL-Cholesterinspiegel, stellen einen wichtigen Risikofaktor der Arteriosklerose dar. Cholesterin ist ein lebensnotwendiger Fettstoff, der zum größten Teil im Körper selbst gebildet (hauptsächlich in der Leber), zum kleineren Teil mit der Nahrung zugeführt wird. Es ist Baustein aller Zellwände und der Isolierschicht unserer Nervenzellen, notwendig für die Bildung der Gallensäuren, des Vitamins D und der Sexualhormone. Cholesterin wird im Blut, gebunden an Lipoproteine (Fett-Eiweiß-Teilchen), transportiert. Die Lipoproteine niedriger Dichte (LDL) bringen das Cholesterin zu den Körperorganen, wo es benötigt wird. Wird zuviel LDL-Cholesterin produziert oder zuwenig von den Zellen aufgenommen, verbleibt es im Blut und wird von den Freßzellen (Makrophagen) aufgenommen. Freßzellen nehmen insbesondere »oxidiertes« LDL-Cholesterin auf, lagern sich in den Arterienwänden ab und werden dann zu Schaumzellen, die die Arterienwände schädigen. Im Laufe der Zeit verkalken die Arterien, verengen sich, bis sie eines Tages verschlossen sind. Die Lipoproteine hoher Dichte (HDL) nehmen das abgelagerte LDL-Cholesterin auf und transportieren es zur Leber, wo es zu Gallensäuren abgebaut wird. Deshalb ist es ein erklärtes Ziel, im Rahmen einer gesunden Ernährung den LDL-Cholesterinspiegel möglichst niedrig und den HDL-Cholesterinspiegel möglichst hoch zu halten. Bei einem erhöhten Cholesterinspiegel sind, wie schon beim Übergewicht (Seite 53) erklärt, häufig auch die Triglyzeride erhöht. Da dadurch das Blut dicker wird, können sich Blutgerinnsel, häufigste Ursache für einen plötzlichen Arterienverschluß und seine Folgen wie Herzinfarkt und Schlaganfall, schneller bilden. Will man der Arteriosklerose vorbeugen, so sollten auch die Triglyzerid-Werte im Blut niedrig sein.

Wie Gefäßschäden entstehen

Richtwerte für Blutfette und Blutdruck

Lassen Sie regelmäßig Ihre Blutfettwerte und Ihren Blutdruck kontrollieren, damit Sie rechtzeitig gegensteuern können.

Rechtzeitig vorbeugen

Richtwerte für Blutfette in mg/dl

	Gesamt-Cholesterin	LDL-Cholesterin	HDL-Cholesterin
normal	< 200	< 135	> 45
grenzwertig	200–250	135–175	35–45
schädlich	> 250	> 175	< 35

Richtwerte für Blutdruck im mmHG systolisch/diastolisch

normal	< 140/90
grenzwertig	140/90–160/95
schädlich	> 160/95

< unter > über

Mittelmeerkost und Bluthochdruck

Die mediterrane Ernährungsweise mit überwiegend pflanzlichen Nahrungsmitteln kann zu einer deutlichen Blutdrucksenkung beitragen. Einerseits enthält sie weniger Kalorien und erleichtert die notwendige Gewichtsabnahme, ist doch in vielen Fällen gerade Übergewicht die Ursache für einen erhöhten Blutdruck (Seite 53). Andererseits kann sie die Aufnahme von blutdrucksenkendem Kalium massiv erhöhen, denn Kalium kommt insbesondere in Obst, Gemüse, Hülsenfrüchten, Kartoffeln, Reis und Getreide vor. Auch ein Gläschen Wein darf sein, denn Alkohol in kleinen Mengen hat keinen Einfluß auf den Blutdruck. Allerdings ist ein ständig hoher Alkoholkonsum stark blutdrucksteigernd. Dieses Beispiel zeigt deutlich, daß neben der Zusammensetzung natürlich auch die Menge der einzelnen Nahrungsbestandteile eine entscheidende Rolle spielt, wenn es darum geht, die gesundheitlichen Vorteile der Mittelmeerkost optimal zu nutzen. Die qualitative *und* quantitative Zusammensetzung der für die mediterrane Ernährung typischen Lebensmittel aber stellt sich sehr einprägsam in der Mittelmeerkost-Pyramide (Seite 18) dar.

Blutdrucksenkendes Kalium

Entscheidend ist die Menge

Risikofaktor Bluthochdruck

Bluthochdruck gilt als klassischer Risikofaktor für den Schlaganfall. Darüber hinaus steigert er aber auch das Infarktrisiko, verursacht Nierenschäden und führt zu Durchblutungsstörungen der Beine. Denn ein permanent hoher Blutdruck schädigt mechanisch die Innenhaut der Blutgefäße. An den geschädigten Stellen kann sich Cholesterin leichter ablagern und es kommt zur Arteriosklerose. Übergewicht spielt wahrscheinlich die größte Rolle bei der Entstehung von Bluthochdruck. 60 % der Hochdruckkranken sind übergewichtig. Vor allem in Kombination mit Bewegungsmangel wird dem Bluthochdruck der Weg geebnet. Weitere Faktoren sind hohe Natrium-(Salz-)zufuhr bei gleichzeitig niedriger Kaliumaufnahme.

Häufigste Ursache: Übergewicht

Mittelmeerkost und Zuckerkrankheit

Die mediterrane Kost ist reich an komplexen Kohlenhydraten und Ballaststoffen. Unter komplexen Kohlenhydraten verstehen wir Pflanzenstärke, die, aus vielen Zuckerbausteinen zusammengesetzt, erst im Verdauungstrakt aufgeschlossen werden muß, um vom Körper verwertet zu werden. Deshalb gehen diese nur langsam ins Blut über.
Im Gegensatz dazu werden einfache Kohlenhydrate wie reiner Zucker sehr schnell resorbiert. Ein Ergebnis davon ist, daß durch die Aufnahme dieser ballaststoffreichen Kohlenhydrate, die in pflanzlichen Lebensmitteln vorhanden sind, der Blutzucker nur langsam ansteigt. Das ist insbesondere für Zuckerkranke wichtig, damit sie Folgeschäden, wie sie durch einen permanent hohen Blutzuckerspiegel hervorgerufen werden, vermeiden können.
Ein besonders wichtiger Vorteil der mediterranen Ernährungsweise liegt in der niedrigen Zufuhr gesättigter Fettsäuren oder, anders herum, der hohen Zufuhr einfach und mehrfach ungesättigter Fettsäuren. Dadurch kann das Insulin viel besser wirken und den Blutzuckerspiegel senken. Auch die Gewichtsabnahme bringt den Vorteil mit sich, daß weniger Insulin gebraucht wird, wodurch die Bauchspeicheldrüse, die für die Produktion des Insulins verantwortlich ist, entlastet wird.

Reich an Kohlenhydraten und Ballaststoffen

Helfershelfer der Risikofaktoren

Risikofaktor Zuckerkrankheit

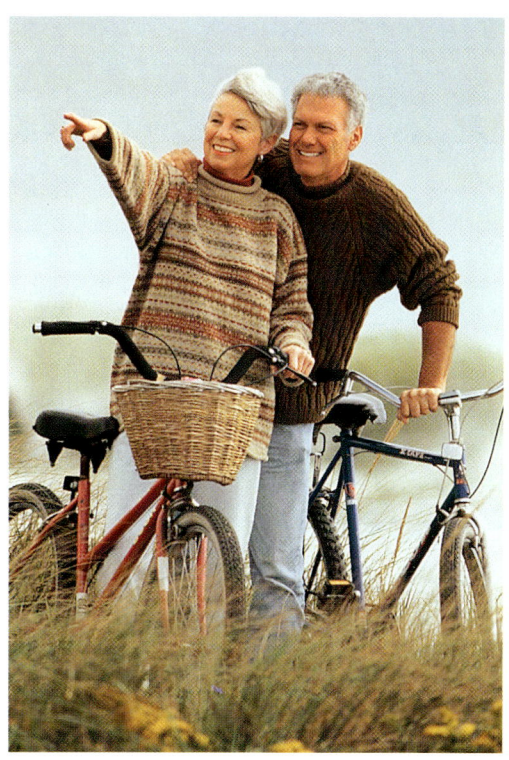

Schwere Gefäßschädigungen

Hoher Blutzuckerspiegel führt auf Dauer zu schweren Gefäßschädigungen, wobei die Herzkranzgefäße besonders gefährdet sind. Bei Diabetikern treten arteriosklerotische Gefäßveränderungen häufiger, frühzeitiger und stärker in Erscheinung als bei Stoffwechselgesunden.

Die Ursachen für den meistverbreiteten Diabetes Typ 2 werden ebenfalls im Übergewicht infolge Fehlernährung und Bewegungsmangel gesehen. 90 % der Diabetiker Typ 2 sind übergewichtig. Deshalb stehen Gewichtsabnahme, Ernährungsumstellung und Steigerung der körperlichen Aktivität bei der Behandlung gleichberechtigt im Vordergrund.

Helfershelfer der Risikofaktoren

Freie Radikale

Mit regelmäßiger Bewegung und der richtigen Ernährung beugen Sie Übergewicht und seinen Folgen vor.

Äußere Einflüsse

Freie Radikale, von denen schon im Zusammenhang mit antioxidativ wirkenden Vitaminen auf Seite 42 die Rede war, entstehen zum einen in kleinen Mengen im Körper als Nebenprodukt des normalen Stoffwechsels. Weitaus größere Mengen entstehen durch äußere Einflüsse. Umweltverschmutzung, Abgase mit Schwermetallen und Stickoxiden, UV-Strahlung, Ozon, Zigarettenrauch, aber auch bestimmte Medikamente erhöhen die Bildung von freien Radikalen oder ihre Aufnahme, gegen die die natürlichen Schutzmechanismen des Körpers unter Umständen nicht mehr ausreichen. Eng verbunden mit dem Risikofaktor Cholesterin wurden die freien Radikale als stark arterioseklerosförー

dernd erkannt. Sie können gesunde Körperzellen angreifen und zerstören. Vergleichbar mit dem Ranzigwerden von Butter (Oxidation durch Sauerstoff) laufen auch im menschlichen Körper Oxidationsvorgänge durch freie Radikale ab (sogenannter oxidativer Streß). Es ist heute unbestritten, daß freie Radikale über die Bildung von »oxidiertem« LDL-Cholesterin die Fettablagerungen in den Gefäßen und damit die Arterienverkalkung wesentlich fördern. Sie stehen außerdem unter dem Verdacht, bei der Entstehung vieler anderer Krankheiten wie Krebs, Rheuma, Grauem Star, Arthritis (Gelenkentzündung), Alzheimer oder Parkinson eine wesentliche Rolle zu spielen.

Oxidationsvorgänge durch freie Radikale

Fibrinogen

Fibrinogen spielt eine wichtige Rolle bei der Blutgerinnung. Es ist eine Vorstufe von Fibrin, das für die Entstehung und Auflösung von Blutgerinnseln notwendig ist. Im gesunden Körper ist das Blutgerinnungssystem im Gleichgewicht. Ist der Fibrinogenwert erhöht, neigen die Blutplättchen (Thrombozyten) vermehrt zum Zusammenklumpen. Die Fließfähigkeit des Blutes wird auf diese Weise eingeschränkt. Sind die Gefäßwände durch Arteriosklerose vorgeschädigt, können sich nun dort die zusamengeklumpten Blutplättchen anhaften. Wird ein Blutgerinnsel von der Gefäßwand weggerissen und mit dem Blut fortgetragen, kann es zu einem plötzlichen Arterienverschluß führen. Die Folgen können Herzinfarkt, Schlaganfall oder Absterben von Gewebe in den Beinen sein (schwarze Zehen). Erhöhte Fibrinogenwerte sind besonders bei übergewichtigen Menschen und Rauchern nachweisbar. Gewichtsabnahme und Nikotinentzug normalisieren den Fibrinogenspiegel und sind deshalb wichtige Schutzfaktoren.

Wichtig für die Blutgerinnung

Homocystein

Als einen von den klassischen Risikofaktoren unabhängigen Risikofaktor für Arteriosklerose hat man einen erhöhten Homocystein-Spiegel erkannt. Welche Rolle Homocystein bei der Arteriosklerose genau spielt, ist bis heute nicht im einzelnen geklärt. Es wird eine direkte Gefäßinnenwandschädigung vermutet. Homocystein wird vom Körper selbst aus der Aminosäure Methionin gebildet und zu einer anderen Aminosäure, Cystein, abgebaut. Wird durch einen verminderten Abbau die Konzentration an Homocystein zu hoch, wirkt sie gefäßschädi-

Vermutete Schädigung der Gefäßinnenwände

gend. Homocystein wird mit Hilfe von drei Vitaminen der B-Gruppe – insbesondere Folsäure sowie Vitamin B_6 und B_{12} – abgebaut. Die mediterrane Kost sorgt für ihre ausreichende Zufuhr und kann den Homocysteingehalt wieder auf das ungefährliche Maß senken.

Mittelmeerküche und Krebsvorbeugung

Durch zahlreiche Studien belegt

Die bereits zuvor genannte Vielzahl an sekundären Pflanzeninhaltsstoffen in Verbund mit einem hohen Ballaststoffanteil sind der Grund dafür, daß die Mittelmeerkost auch einer Anzahl vor Krebserkrankungen vorbeugen kann. Das gilt besonders für Krebserkrankungen des Magen-Darm-Bereiches, aber auch – wie aus zahlreichen Studien bekannt – für Brust-, Gebärmutter- und Prostatakrebs. Gegen die letztgenannten wirken besonders Phytoöstrogene, das heißt hormonähnliche Pflanzeninhaltsstoffe, die aufgrund ihrer chemischer Eigenschaften regulierend auf den Östrogenspiegel einwirken, der als Mitauslöser der genannten Erkrankungen gilt. Eine ausreichende Ballaststoffzufuhr dagegen kann, wie man weiß, Darmkrebs vorbeugen, während die ebenfalls in der Mittelmeerkost enthaltenen antioxidativen Inhaltsstoffe wie die Carotinoide Beta-Carotin oder Provitamin A sowie Lycopin als Radikalfänger in der Krebsvorbeugung eine wichtige Rolle spielen.

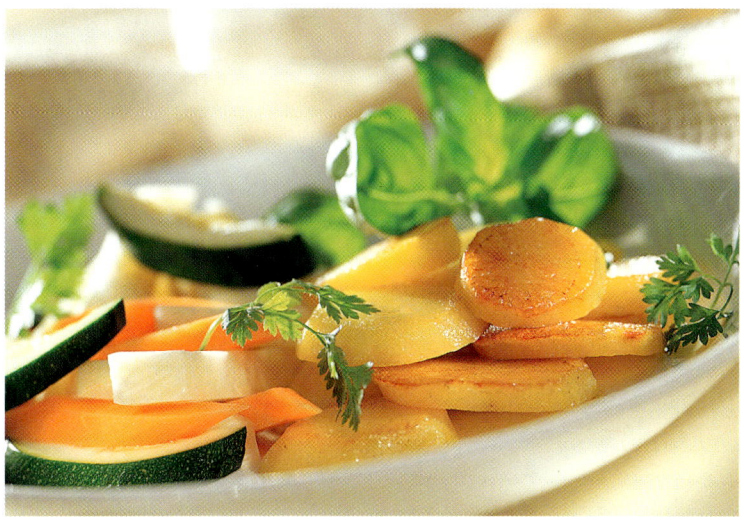

Obst und Gemüse sind gesund! Ihr hoher Anteil an Ballaststoffen sowie sekundären Pflanzeninhaltsstoffen beugt Krebserkrankungen vor.

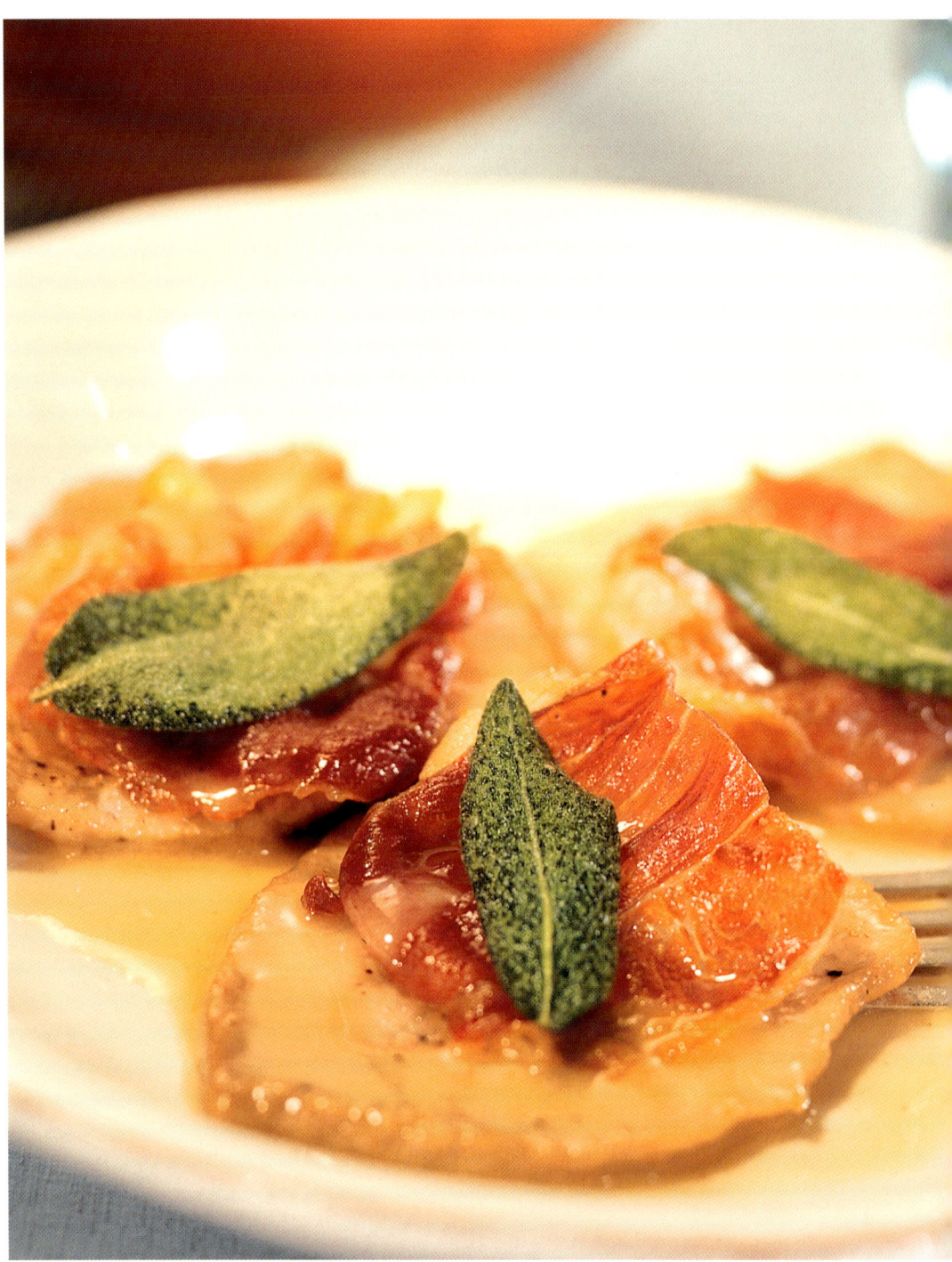

PRAXIS
61

Mediterran genießen

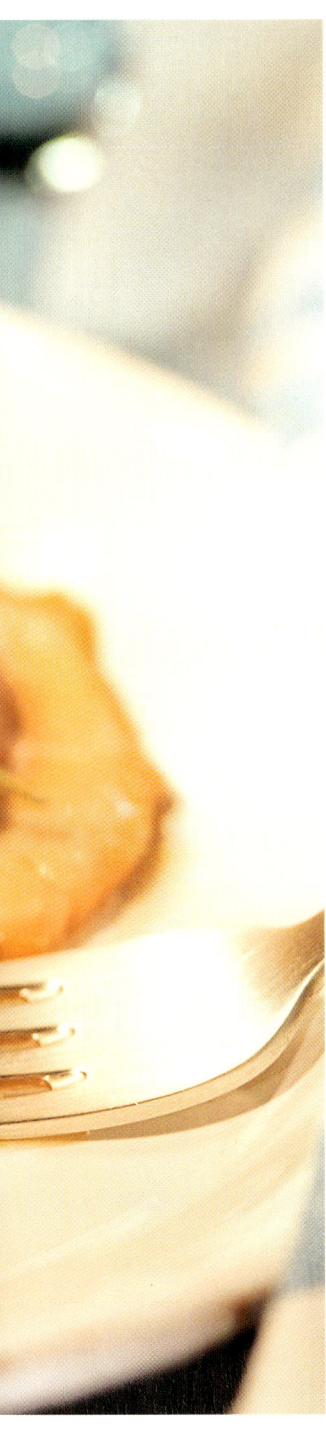

Kaum eine andere Küche weist eine so bunte Vielfalt auf wie die mediterrane Kost. Sie ist abwechslungsreich, stützt sich vorwiegend auf frische Produkte, ist leicht und bekömmlich. Die Freude am Essen und das Genießen stehen im Vordergrund. Dazu gehören Zeit, Gelassenheit, Gesellschaft, das anregende Gespräch ebenso wie das Glas Wein.
In diesem Kapitel erfahren Sie zunächst alles Wissenswerte rund ums gesunde Abnehmen, dann folgen Tips zu Einkauf, Lagerung und Verarbeitung der Lebensmittel und schließlich warten im Anschluß köstliche und gesunde Gerichte darauf, von Ihnen nachgekocht und ausprobiert zu werden.

Abnehmen mit der Mittelmeerdiät

Übergewicht? Nein, danke!

Wie Sie in Kapitel zwei gesehen haben, kann Übergewicht als Hauptübeltäter aller Risikofaktoren von Arteriosklerose und in deren Folge von Herz-Kreislauf-Erkrankungen gesehen werden. Auslöser dafür ist eine falsche Ernährungsweise. Diese Zusammenhänge sind den meisten Menschen bekannt, und dementsprechend groß und vielfältig sind auch die Bemühungen, Übergewicht loszuwerden beziehungsweise es gar nicht erst dazu kommen zu lassen.

Folgen falscher Ernährung

Anti-Fettpillen und andere Schlankmacher

Als Beispiel sei in diesem Zusammenhang auf die unendlichen Variationen an Pillen, Pulvern und Diätmitteln sowie auf die Diskussion um neu auf den Markt drängende Anti-Fettpillen wie »Xenical« und ähnliche Präparate verwiesen. All diese »chemischen Krücken« haben aber die Eigenschaft, daß sie nur die Symptome, nicht aber die Ursachen bekämpfen und deshalb höchstens im Zusammenhang mit einer Umstellung der gewohnten Ernährungsweise eine positive Wirkung entfalten.

»Chemische Krücken«

Wann liegt Übergewicht vor?

Bevor wir nun auf die Mittelmeerküche als genußreiche Alternative zu sprechen kommen, stellt sich die Frage, ab wann man bei einem Menschen von Übergewicht sprechen kann. Hier haben sich in den letzten Jahren die Wertungskriterien aus ernährungsmedizinischer Sicht geändert, aufgrund derer noch bis vor wenigen Jahren das Idealgewicht als Ziel propagiert wurde. Heute bewertet man das Wunschgewicht nach dem »Body Mass Index« (BMI), der eine genauere Bewertung auch unterschiedlicher Körpergrößen zuläßt. Mit Hilfe der folgenden Graphik können Sie Ihren Body Mass Index einfach ermitteln.

Idealgewicht – Wunschgewicht

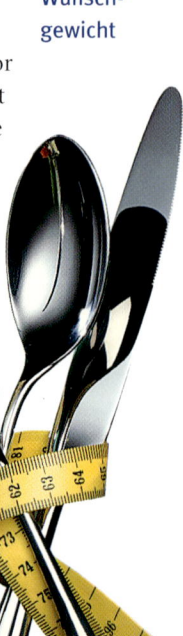

PRAXIS

Wann liegt Übergewicht vor?

So wird's gemacht

Wichtig: ein Lineal!

▶ Nehmen Sie ein Lineal und verbinden Sie den Punkt Ihrer Körpergröße in der linken Skala mit dem Punkt ihres Körpergewichts in der rechten Skala.

▶ Der Schnittpunkt dieser Linie mit der BMI-Skala gibt Ihnen nun Auskunft über Ihren persönlichen BMI. Was dieser im weiteren besagt, können Sie der Tabelle auf nachfolgender Seite entnehmen.

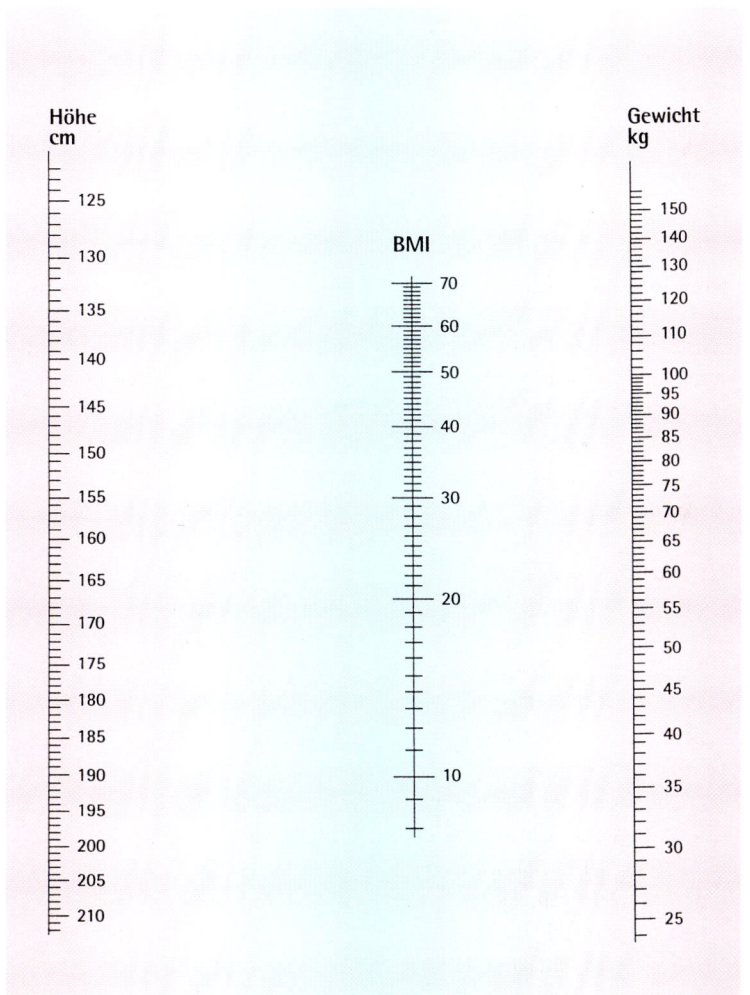

Ein Lineal wird links an der entsprechenden Größe und gleichzeitig rechts am aktuellen Gewicht angelegt. An der mittleren Linie kann der BMI-Wert abgelesen werden.

Auswertung des BMI-Wertes

Alter	BMI-Wert	unter	zwischen	über
19 bis 24 Jahre	Bei einem BMI-	19	19–24	24
25 bis 34 Jahre	Wert über 30 ist	20	20–25	25
35 bis 44 Jahre	eine Gewichtsab-	21	21–26	26
45 bis 54 Jahre	nahme dringend	22	22–27	27
55 bis 64 Jahre	anzuraten.	23	23–28	28
über 65 Jahre		24	24–29	29
		Untergewicht	Normalgewicht	Übergewicht

So werten Sie aus

Haben Sie Ihren persönlichen BMI ermittelt, so können Sie diesen nun auswerten, daß heißt, mit der Tabelle oben feststellen, ob Sie Übergewicht haben. Hierbei wird auch Ihr Alter berücksichtigt.

▶ Liegt der persönliche BMI-Wert nicht im Toleranzbereich für das Ihrem Alter entsprechende Normalgewicht, so liegt eindeutig Übergewicht vor.

▶ Liegt der persönliche BMI-Wert über 30, so spricht man von Fettsucht (Adipositas). Fettsucht stellt einen eigenständigen Risikofaktor dar und fördert darüber hinaus die Entstehung von weiteren Risikofaktoren. Hier hilft nur noch eines – abnehmen!

Risikofaktor Fettsucht

Welche Wege führen zum Ziel?

Wie man weiß, führt keine der unzähligen Diäten dauerhaft zum Wunsch-Gewicht. Nach einer kurzfristigen Gewichtsreduzierung stellen sich die Pfunde sehr schnell und oftmals sogar vermehrt wieder ein. Deshalb werden neue Diäten ausprobiert, was den gefürchteten Jo-Jo-Effekt auslöst, das heißt, nach jeder Gewichtsabnahme steigt das Gewicht noch mehr an. Auf Dauer erfolgreich ist nur eine grundsätzliche Ernährungsumstellung, die aber von vielen gefürchtet und entsprechend wenig befolgt wird, weil sie meist mit Verzicht verbunden ist. Hier bietet die Mittelmeerkost eine genußreiche Alternative. Aber auch sie kann keine Wunder bewirken.

Der Jo-Jo-Effekt

Langsam, aber stetig zum Erfolg

Eine allzu rasche Gewichtsabnahme innerhalb kurzer Zeit, wie sie oft von sogenannten Eine-Woche-Diäten (»Verlieren Sie drei Kilo in nur einer Woche«) propagiert wird, ist zumeist nur auf Wasserverlust zurückzuführen. Der entscheidende Abbau von Körperfett dagegen wird in dieser Zeitspanne nicht erreicht. Wesentlich erstrebenswerter ist also eine langsame, aber stetige Gewichtsreduzierung von etwa einem halben Kilo pro Woche. Schon eine Gewichtsabnahme von zwei bis drei Kilo führt zu einer deutlichen Senkung der mit Übergewicht verbundenen Risikofaktoren.

1/2 Kilo pro Woche reicht

Kalorienbedarf selbst berechnen

Bei der Berechnung des täglichen Kalorienbedarfs spielen das Körpergewicht sowie körperliche Aktivitäten eine bedeutende Rolle. Mit Hilfe der entsprechenden Formel können Sie Ihren individuellen täglichen Kalorienbedarf ermitteln.
Führen Sie Ihrem Körper nun lediglich so viele Kalorien zu, wie es Ihrem derart ermittelten Kalorienbedarf entspricht, so bleibt Ihr Gewicht konstant.

Wieviel Kalorien brauche ich?

Gewicht/kg x 24 = Summe 1

Summe 1 : Leistungsfaktor* = Summe 2

Summe 1 + Summe 2 = Maximale Kalorienzahl pro Tag

*Leistungsfaktor:
3 für leichte körperliche Arbeit
2 für mittelschwere Arbeit
1 für Schwerarbeit

Bewegung hält schlank, fit und ist gesund

Wenn Sie abnehmen wollen, weil Sie Übergewicht haben, so führen zwei Wege zum Ziel der langsamen, aber stetigen Gewichtsabnahme: Reduzieren Sie Ihre Energiezufuhr täglich um 200 bis 300 Kalorien unter den errechneten Kalorienbedarf oder erhöhen Sie Ihren Energieverbrauch durch körperliche Aktivität um denselben Kalorienwert. Entscheiden Sie selbst, welchen Weg Sie lieber gehen wollen. Wir würden Ihnen empfehlen, beide miteinander zu kombinieren, denn eine kleine Kalorieneinschränkung läßt Ihnen viel mehr Freude am Genuß als eine stark kalorienreduzierte

Weniger Kalorien – mehr Sport

Abnehmen mit der Mittelmeerdiät

Verbesserte Kondition und Gesundheit

Diät. Und regelmäßige körperliche Aktivität bringt Ihnen über den Energieverbrauch hinaus noch weitere gesundheitliche Vorteile. Nicht nur, daß Sie Ihre Kondition im allgemeinen verbessern, auch der Blutdruck bleibt auf einem gesunden Niveau, das gute HDL-Cholesterin wird deutlich erhöht und der Insulin- und Zuckerstoffwechsel verbessert sich.

Es muß nicht gleich Extrem-Sport sein

Sie müssen sich nicht jeden Morgen beim Jogging abstrampeln, sich nach Feierabend für viel Geld in einem Fitneßstudio foltern oder mit schweren Eisenhanteln abquälen. Es reicht durchaus, wenn Sie regelmäßig, allerdings nicht gerade im Schneckentempo, zu Fuß gehen, Treppen so oft wie möglich benutzen, Fahrrad fahren, tanzen, schwimmen oder wandern gehen. Egal, welche dieser sportlichen Aktivitäten Sie wählen, so sollte diese aber auf jeden Fall eine Ausdauerbelastung für mindestens 30 Minuten darstellen, bei der Ihr Herz auf einer »genügend hohen« Frequenz schlägt. Dabei gilt als Faustregel: »Puls 180 minus Lebensalter«

Wichtig: 30 Minuten Ausdauerbelastung

Energieverbrauch während 30 Minuten Bewegung

Aktivität	Energieverbrauch in kcal
Spazierengehen (1,5–2 km)	40–80
Radfahren (5–7 km)	60–200
Gymnastik	115–200
Volley-, Hand-, Basketball	125–275
Schwimmen (1000 m)	140–250
Tanzen	160–215
Skilanglauf (4,5 km)	250–270
Joggen (3–4 km)	200–300

Wichtige Küchentips im Vorfeld

Wie gesund Ihr Essen sein wird, hängt bereits von der richtigen Lebensmittelauswahl ab. Die Mittelmeerkost-Pyramide auf Seite 18 zeigt Ihnen, welche Nahrungsmittel Ihre Ernährung bestimmen sollten. Zur gesunden Ernährung tragen aber auch noch verschiedene andere wichtige Faktoren bei, nämlich Einkauf, Lagerung und Zubereitung der Zutaten.

Richtig einkaufen

Entscheiden Sie sich stets für frische und möglichst wenig verarbeitete Lebensmittel. Frisches Obst und Gemüse erkennen Sie an der knackigen Schale, an frischen Schnittstellen und an »satten« Farben. Kaufen Sie bevorzugt Produkte der Saison, denn diese enthalten noch die meisten Inhaltsstoffe. Jedes Obst und Gemüse hat eine Haupterntezeit, das heißt »seine« Saison. Gerade dann wird es besonders reichlich und entsprechend preiswert angeboten. Gute Einkaufsmöglichkeiten für frische Produkte bieten besonders solche Obst- und Gemüsemärkte, die von Erzeugern direkt beschickt werden. Damit die Kochzutaten möglichst frisch bleiben, sollten Sie nach Möglichkeit nur den Tagesbedarf einkaufen.

Frische Produkte der Saison

Tomaten und Tomatenprodukte

Die in der Mittelmeerküche unverzichtbare Tomate gibt es in vielen Sorten, von der Cocktail- über die Strauch- bis hin zur Eier- und Fleischtomate, und am liebsten wird sie im frischen Zustand verwendet. Wenn Sie jedoch die etwas zeitaufwendige Vor- und Zubereitung frischer Tomaten vermeiden wollen, dann können Sie auch Tomatenprodukte wie Tomatenmark, geschälte, passierte oder gewürfelte Tomaten aus der Dose oder Kartonverpackung verwenden. Denn der wichtigste Inhaltsstoff der Tomate, das Lycopin (Seite 45), liegt in Tomatenkonzentraten in konzentrierter Form vor und ist in bereits einmal erhitzten Tomatenprodukten besser »aufgeschlossen«, das heißt, es ist vom Körper leichter aufzunehmen.

Verschiedene Sorten

Tiefkühlkost

Erntefrisch eingefrorene Produkte haben eine höhere Qualität als lang gelagertes, verwelktes Obst und Gemüse. Kaufen Sie aber keine Ware aus ungepflegten, vereisten Gefriertruhen und kei-

Eine Frage der Qualität

PRAXIS

Abnehmen mit der Mittelmeerdiät

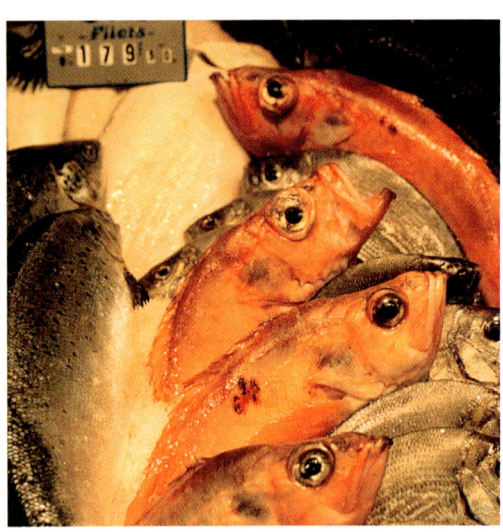

Frischen Fisch erkennt man an seiner leuchtenden Haut und den klaren Augen.

ne Produkte, die oberhalb der Stapelmarke gelagert sind, denn diese sind zu hohen Temperaturen ausgesetzt und in ihrer Qualität beeinträchtigt. Das gilt auch für Fisch, Fleisch und Geflügel.

Fisch und Fleisch

Frischen Fisch erkennen Sie an Aussehen und Geruch. Er hat eine leuchtende Haut, die mit einer wasserklaren Schleimschicht überzogen ist. Achten Sie auf die Augen! Sie sollten »prall« und klar sein. Bei frischem Fisch sind die Kiemen hellrot, das Fleisch ist fest und elastisch. Beim Fleischkauf sollten Sie sich von Ihrem Metzger beraten lassen sowie auf Herkunftsbezeichnungen achten beziehungsweise danach fragen.

Richtig lagern

Wie viele der wertvollen Inhaltsstoffe Ihrer Lebensmittel erhalten bleiben, hängt auch von der Lagerung ab. Licht, Sauerstoff und Wärme bauen Vitamine rasch ab. Lagern Sie deshalb Obst und Gemüse kühl und lichtgeschützt, am besten in Folien oder Behälter verpackt. Blattgemüse wie Kopfsalat und Spinat sollten Sie sehr bald nach dem Kauf verbrauchen. Andere Gemüsearten können Sie im Gemüsefach des Kühlschrankes durchaus mehrere Tage aufheben. Sie sollten aber Obst und Gemüse wegen einer möglichen Geschmacksübertragung sowie Fäulnisgefahr in zwei getrennten Fächern aufbewahren.

Inhaltsstoffe erhalten

Richtig zubereiten

Damit noch so viele Inhaltsstoffe wie möglich im fertig zubereiteten Gericht zu finden sind, sollten Sie beim Putzen und Schälen von Obst und Gemüse nur das Nötigste entfernen. Dann Obst und Gemüse kurz und gründlich waschen und erst danach zerkleinern. Zerkleinertes Obst und Gemüse sollten Sie nicht im Wohnraum oder im Wasser liegen lassen. Denn Luftsauerstoff zerstört die Vitamine und Wasser laugt diese sowie auch Mineralstoffe aus. Die schonendste Art,

Erst waschen, dann zerkleinern!

Speisen zuzubereiten, ist das Dünsten. Dabei wird das Gemüse in wenig Olivenöl bei höherer Temperatur angegart und dann unter Zusatz von wenig Wasser oder Brühe bei niedriger Temperatur langsam weitergegart. Gemüse sollte noch bißfest auf den Tisch kommen, so entfaltet es seinen Eigengeschmack am besten.

Die Mittelmeerküche hilft

Die folgende Rezeptzusammenstellung verdeutlicht, wie Sie sich mit Genuß gesund ernähren und dabei langsam, aber dauerhaft abnehmen können. Und keine Angst! Sie werden trotzdem satt. Verantwortlich dafür sind die ballaststoffreichen Zutaten der traditionellen mediterranen Ernährungsweise. Die wichtigste Zutat ist das Gemüse, das die Grundlage jeder Mahlzeit bildet, dazu kommen reichlich Brot, das zu jedem Gericht paßt, Teigwaren in jeder Form und Zubereitung sowie Kartoffeln, Reis und Hülsenfrüchte. Nicht zu kurz kommen auch Fisch und Meeresfrüchte sowie Fleisch und Geflügel, zubereitet auf typisch mediterrane Art. Frische Salate und Obst bilden die übliche Ergänzung. Zu allen nachfolgend aufgeführten Gerichten, mit Ausnahme der Nudelgerichte, paßt entsprechend der Gewohnheit der Mittelmeerküche als Beilage frisches Stangenweißbrot, das sich auch bestens zum Auftunken der Sauce eignet. Und nicht zu vergessen – das obligate Glas Rotwein gehört auch dazu!

Wo bleibt das Frühstück?

Diese Frage werden Sie sich vielleicht stellen, wenn Sie die Rezepte durchgehen. In keiner Eßgewohnheit unterscheiden sich die EU-Bürger mehr als beim Frühstück. Engländer lieben gebratenen Speck und Porridge, Holländer Käse und Wurst, die Deutschen wiederum Filterkaffee, Butter und Marmelade. Spanier, Italiener und Franzosen sind wahre »Frühstücksmuffel«. Ein kleiner schwarzer Kaffee, getoastetes Weißbrot, eventuell mit Olivenöl beträufelt und mit einer Scheibe Schinken belegt, aber auch ein Croissant wie in Frankreich hält man für absolut ausreichend. Da wir Ihnen diese südländischen Frühstücksgepflogenheiten nicht unbedingt zur Nachahmung empfehlen wollen, sollten Sie durchaus bei Ihrem gewohnten Frühstück bleiben. Dabei achten Sie bitte darauf, daß dieses in seiner Zusammensetzung genauso ausgewogen ist

Ballaststoffe machen satt

Immer dabei: Weißbrot und Rotwein

Frühstücken wie gewohnt

wie die Mittelmeerküche. Das bedeutet mehr Brot, gerne auch Vollkornbrot, weniger und vor allem fettarmer Belag. Nach Möglichkeit sollte Ihr Frühstück durch Obst und Gemüse wie Tomate, Salatgurke oder Radieschen ergänzt werden. Geeignet sind auch Müsliprodukte mit frischem Obst.

Wichtig: Obst und Gemüse

Auch in der Mittelmeerküche gibt es ausreichend frisches Obst, das auch vielfach zusammen mit wenig Käse als Nachspeise gegessen wird, wozu man auch bei unserer täglichen Kost nur raten kann. Geht man von den aktuellen Strategien der Prävention und Therapie von Übergewicht aus, so sollte die Ernährung 5 Portionen Obst und Gemüse und weniger Fett, das heißt höchstens 70–80 g pro Tag, enthalten. Auf Zwischenmahlzeiten sollten Sie ganz verzichten, es sei denn, sie bestehen aus Obst und Gemüse sowie Säften daraus.

Die Menge der Zutaten aller nachstehenden Rezepte sind jeweils für 4 Personen berechnet. Nur für die Paella (Seite 81) und das Kaninchen in Oliven (Seite 91) sind die Zutatenmengen für eine sechsköpfige Tafelrunde angegeben. Laden Sie sich zu diesen Gerichten also am besten ein paar Gäste ein!

Mengenangaben

Frisches für den kleinen Hunger

Marinierte Auberginen

*1 kg kleine Auberginen
Für die Marinade: 4 Knoblauchzehen · 2–3 Zweige frischer oder 1 TL getrockneter Oregano · 4 EL Olivenöl · 4 EL Weißweinessig · 1 getrocknete Chilischote · frisch gemahlener schwarzer Pfeffer · Salz*

Als Vorspeise oder als Beilage zu Fisch und Fleisch

1 Die Auberginen waschen, vom Stielansatz befreien und quer in etwa 1 cm dicke Scheiben schneiden.

2 In einem großen Topf Wasser zum Kochen bringen, salzen und die Auberginenscheiben darin portionsweise etwa 5 Minuten blanchieren. Danach mit einem Sieblöffel herausnehmen und auf Küchenpapier gut abtropfen lassen.

3 Den Knoblauch schälen und fein hacken. Oregano waschen und trockentupfen, Blättchen abzupfen und ebenfalls fein hacken.

4 Olivenöl mit Essig, dem feingehackten Oregano und Knoblauch, der zerriebenen Chilischote, mit Pfeffer und Salz verrühren.

Die Mittelmeerküche hilft

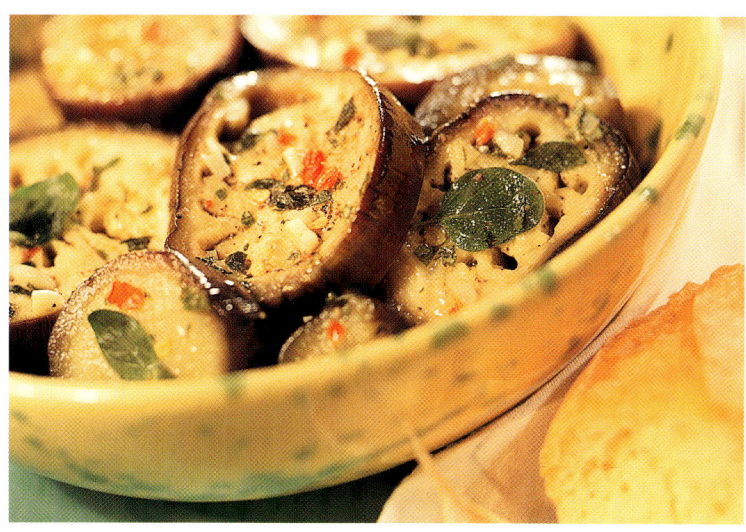

Marinierte Auberginen passen als Beilage zu Fisch und Fleisch.

Wichtig: eine fest verschließbare Schüssel

5 Auberginenscheiben in eine Schüssel mit fest verschließbarem Deckel schichten und jede Lage mit der Marinade beträufeln. Im Kühlschrank etwa 24 Stunden ziehen lassen, in dieser Zeit die fest verschlossene Schüssel 2–3mal auf den Kopf stellen.

Pro Portion: etwa 125 kcal

Gefüllte Tomaten

8 große Fleischtomaten · Salz · 150 g Thunfisch in Öl (Abtropfgewicht) · 4 Sardellenfilets in Öl · 8 grüne, entsteinte Oliven · 1 Kugel (125 g) Mozzarella aus Büffel- oder ersatzweise Kuhmilch · 2 hartgekochte Eier · 1 Bund Basilikum · frisch gemahlener schwarzer Pfeffer · 2 EL Olivenöl

1 Tomaten waschen, den oberen Teil abschneiden und mit einem Teelöffel das Fruchtfleisch vorsichtig auslösen. Das Fruchtfleisch würfeln und die ausgehöhlten Tomaten innen leicht salzen.

2 Thunfisch gut abtropfen lassen und zerkleinern, Sardellen ebenfalls gut abtropfen lassen und fein schneiden. Oliven in feine Ringe, Mozzarella und Eier in kleine Würfel schneiden. Basilikum waschen, trockentupfen und die Hälfte der Blätter fein hacken.

3 Alle Zutaten mit den Tomatenwürfeln, etwas Salz und Pfeffer sowie 2 EL Olivenöl in einer Schüssel locker vermischen. Die ausgehöhlten Tomaten mit der

Auf Portionstellern oder einer großen Platte anrichten

Masse füllen und mit dem restlichen Basilikum garnieren.

Pro Portion: etwa 320 kcal

Walnüsse auf Rucolabett

2 EL Olivenöl · 1 Knoblauchzehe · 250 g Rucolasalat · 16 halbierte Walnußkerne · Salz · frisch gemahlener weißer Pfeffer · 1 EL Balsamessig · 2 EL frisch geriebener Parmesan

1 Olivenöl in eine Schüssel geben. Knoblauch schälen, mit einer Knoblauchpresse ins Öl drücken und beides gut miteinander vermischen.

2 Rucola waschen, lange Stiele abzwicken und die Salatblätter trockenschütteln, dann in eine Schüssel geben und mit dem Knoblauch-Öl mischen.

3 Von den Walnußhälften 12 grob hacken und unter den Salat heben. Salz, Pfeffer und Balsamessig dazugeben und alles gut vermischen.

4 Auf Portionsteller verteilen, mit dem frisch geriebenen Parmesan bestreuen und mit je einer Walnußhälfte dekorieren.

Pro Portion: etwa 170 kcal

Bruschetta

8 Scheiben breites Stangenweißbrot oder 16 schmale Baguette-Scheiben · 2 Knoblauchzehen · Salz · 4 EL Olivenöl

1 Weißbrotscheiben toasten oder unter dem Grill von beiden Seiten rösten.

2 Knoblauchzehen schälen, quer halbieren und mit der Schnittfläche die frisch gerösteten Brote kräftig einreiben. Brotscheiben salzen und mit dem Olivenöl beträufeln.

Bestens geeignet zum Aperitif!

Pro Portion: etwa 170 kcal

TIP!
Rezeptvariationen

Bruschetta kann man auch köstlich belegen:

1 Frische Tomaten würfeln, mit feingehacktem Knoblauch, Basilikum und Olivenöl mischen, Bruschetta damit belegen und servieren.

2 Sardellenfilets kleinschneiden, mit feingehacktem Knoblauch mischen, die Bruschetta damit belegen und servieren.

PRAXIS
Die Mittelmeerküche hilft
73

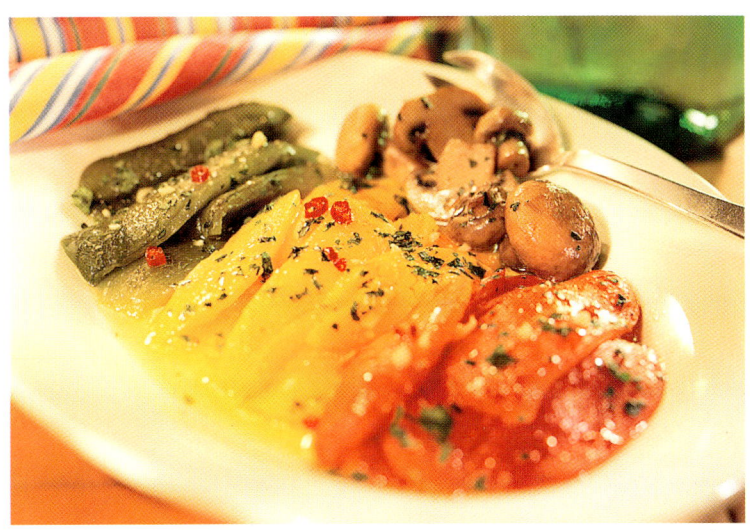

»Paprikaschoten Piemonteser Art«, frisch angerichtet und mit Pilzen garniert.

Paprikaschoten Piemonteser Art

Je 2 grüne, rote und gelbe Paprikaschoten · 1 frische Chilischote · 6 EL Olivenöl · 1 Bund Petersilie · 2 Knoblauchzehen · Salz

1 Grill oder Backofen auf 250° vorheizen. Die Paprikaschoten unter dem Grill 10–12 Minuten rösten, im Ofen etwa 20 Minuten backen, bis die Haut Blasen wirft. Paprikaschoten herausnehmen und in ein feuchtes Geschirrtuch einschlagen.

Chilie mit Vorsicht genießen!

2 Die Chilischote aufschlitzen, Kerne entfernen, Chilie in feine Streifen schneiden und mit 2 EL Olivenöl mischen. (Vorsicht scharf! Danach gründlich die Hände waschen und nicht mit den Fingern an die Augen kommen.) Petersilie waschen, trockentupfen und fein hacken. Knoblauch schälen und fein hacken.

3 Paprikaschoten häuten, aufschneiden, entkernen und in 2 cm breite Streifen schneiden. Die Streifen nach Farben getrennt auf einer Platte anrichten, leicht salzen.

4 Das Chilie-Olivenöl, den gehackten Knoblauch und die feingeschnittene Petersilie darübergeben, mit dem restlichen Olivenöl beträufeln und abgedeckt mindestens 1 Stunde im Kühlschrank ziehen lassen.

Pro Portion: etwa 160 kcal

Gemüse rund ums Mittelmeer

Griechischer Gemüsetopf

Möglichst frisch vom Markt direkt in den Topf!

300 g Auberginen · 300 g Tomaten · 200 g Zucchini · 200 g Kartoffeln · 200 g Zwiebeln · 200 g frische grüne Bohnen · 2 Knoblauchzehen · frischer oder getrockneter Oregano · Salz · gemahlener schwarzer Pfeffer · 4 EL Olivenöl · 100 g Feta-Käse · 1 Bund Petersilie

1 Gemüse waschen und putzen, Kartoffeln und Zwiebeln schälen und alles in 1/2 cm dicke Scheiben, Bohnen in Stücke schneiden. Knoblauch schälen und fein schneiden.

2 Gemüse schichtweise in eine Auflaufform geben und jede Schicht mit Oregano, Salz, Pfeffer und Knoblauch würzen. Zuletzt die Tomatenscheiben darauf legen, mit Olivenöl beträufeln und mit 1/8 l heißem Wasser übergießen.

3 Mit Alufolie abdecken und im vorgeheizten Backofen bei mittlerer Hitze (180–200°) etwa 30 Minuten, dann ohne Folie weitere 20 Minuten garen.

4 Den Auflauf mit gewürfeltem Käse und Oregano bedecken, etwa 10 Minuten überbacken, dann mit gehackter Petersilie bestreuen.

Pro Portion: etwa 230 kcal

Spanische Gemüseplatte

6 EL Olivenöl · 500 g mehligkochende Kartoffeln · 200 g Zwiebeln · 300 g rote Paprikaschoten · 300 g Auberginen · 300 g Fleischtomaten · Saft von 1/2 Zitrone · Salz · frisch gemahlener schwarzer Pfeffer

1 Backofen auf 180° vorheizen. Ein Backblech mit 2 EL Olivenöl einpinseln. Kartoffeln schälen, längs halbieren und mit der Schnittfläche nach unten auf das Backblech legen. Im Ofen etwa 15 Minuten backen. Zwiebeln schälen, quer halbieren und nach den 15 Minuten Backzeit dazulegen.

2 Paprika und Auberginen waschen und putzen. Paprika in breite Streifen, Auberginen in große Würfel schneiden. Gemüse 15 Minuten nach den Zwiebeln in den Backofen geben. Mit 2 EL Olivenöl beträufeln und alles weitere 15 Minuten garen.

3 Tomaten waschen, putzen, halbieren und mit der Schnittfläche nach unten auf das Blech dazule-

Unterschiedliche Garzeiten beachten!

gen. Dabei Paprika und Auberginen wenden. Alles noch etwa 15 Minuten weitergaren.

4 Das Gemüse auf einer Platte anrichten, mit den restlichen 2 EL Olivenöl sowie Zitronensaft beträufeln, salzen und pfeffern. Als Hauptgericht oder als Beilage zu Fisch oder Fleisch servieren.

Zitronensaft verfeinert den Geschmack

Pro Portion: etwa 230 kcal

Gefüllte Zucchini

2 mittelgroße Auberginen · 4 Zucchini (300 g) · Salz · 50 g Sauerrahm · 2 EL Olivenöl · Saft von 1/2 Zitrone · 100 g gewürfeltes Tomatenfruchtfleisch · 1 kleine Knoblauchzehe · frisch gemahlener schwarzer Pfeffer

1 Auberginen waschen, der Länge nach in zwei Hälften schneiden. Im Backofen bei 150° etwa 20 Minuten backen.

2 Das Fruchtfleisch aus der Schale schaben und würfeln. Zucchini der Länge nach halbieren und das Fruchtfleisch herausschaben, so daß ein Hohlraum entsteht. Knoblauch schälen und kleinschneiden.

3 Die Zucchinihälften in leicht gesalzenem Wasser 1–2 Minuten kochen, mit kaltem Wasser abschrecken und abtropfen lassen. Auberginen- mit Zucchinifruchtfleisch, Sauerrahm, Olivenöl, Salz, Zitronensaft, Tomaten und Knoblauch vermengen, mit Salz und Pfeffer abschmecken.

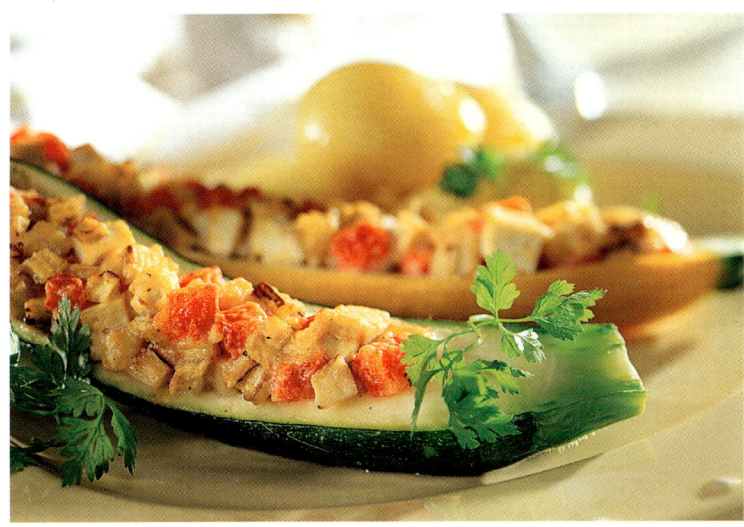

Gefüllte Zucchini lassen sich gut vorbereiten.

Abnehmen mit der Mittelmeerdiät

Auch als Vorspeise für 8 Personen geeignet

5 Die Gemüsefüllung in die Zucchinihälften geben. Diese auf ein leicht geöltes Backblech legen und im vorgeheizten Ofen bei 150° etwa 20 Minuten backen.

Pro Portion: etwa 250 kcal

Gefüllte Paprikaschoten

8 mittelgroße grüne Paprikaschoten · 500 g passierte Tomaten · 1 Knoblauchzehe · 1 EL frische Thymianblättchen oder 1 TL getrockneter Thymian · Salz · frisch gemahlener schwarzer Pfeffer
Für die Füllung: 100 g Langkornreis · 100 g Zwiebeln · 1 EL frische Thymianblättchen oder 1 TL getrockneter Thymian · 300 g Rinderhackfleisch · 1 Knoblauchzehe · Salz · frisch gemahlener Pfeffer

1 Reis in leicht gesalzenem Wasser 15 Minuten vorgaren und dann in einem Sieb abtropfen lassen. Zwiebeln schälen und fein würfeln. Reis, Zwiebeln, Thymian und Rinderhack vermischen, mit 1 gepreßten Knoblauchzehe, Salz und Pfeffer würzen.

2 Paprikaschoten waschen, unterhalb des Stielansatzes einen Deckel abschneiden, die Schoten von Kernen befreien, mit der Hackfleischmasse füllen, aufrecht in eine Kasserolle geben und die Paprikadeckel aufsetzen.

3 Passierte Tomaten mit 1/8 l heißem Wasser, zerdrücktem Knoblauch, Thymian, Salz und Pfeffer verrühren. Tomatensauce über die Paprikaschoten gießen und diese im Ofen bei 180–200° etwa 30 Minuten erst zugedeckt, dann weitere 15 Minuten offen garen.

Pro Portion: etwa 330 kcal

Nudeln auf italienische Art

Die Zutatenmengen der Nudelrezepte, die Sie hier finden, sind so berechnet, daß Sie die entsprechenden Gerichte als Hauptgerichte reichen können. Für eine Vorspeise, eine Beilage oder aber eine Reduktionsdiät reicht jedoch die Hälfte der jeweils angegebenen Menge.

Variable Mengen – je nach Bedarf

Fettuccine mit Kapern und schwarzen Oliven

400 g Fettuccine (schmale Bandnudeln)
Für die Sauce: 1 kg reife Tomaten oder 800 g geschälte Tomaten aus der Dose · 2 TL Kapern · 8 schwarze Oliven · 3 Knoblauchzehen · 2 EL Olivenöl · 1 Msp. Chilipulver · 1 TL frischer oder 1/2 TL getrockneter Oregano · frisch gemahlener schwarzer Pfeffer · Salz · 4 EL frisch geriebener Parmesan

Die Mittelmeerküche hilft

1 Für die Sauce Tomaten mit kochendem Wasser überbrühen, häuten und kleinschneiden. Die geschälten Tomaten aus der Dose mit einer Gabel zerdrücken. Die Kapern kleinhacken, die Oliven entsteinen und in feine Streifen schneiden.

2 Den Knoblauch schälen, fein hacken, in eine große Pfanne geben und in Olivenöl kurz andünsten. Die Tomaten, Kapern, Olivenstreifen dazugeben und mit Chilipulver, Oregano, Pfeffer und Salz abschmecken.

3 Die Sauce bei schwacher Hitze etwa 30 Minuten köcheln lassen.

4 Nudeln in 4 l leicht gesalzenem Wasser »al dente« garen, abgießen, gut abtropfen lassen, mit der Sauce mischen und sofort servieren. Dazu den frisch geriebenen Parmesan reichen.

Pro Portion: etwa 470 kcal

»Al dente« wie der Italiener sagt, bedeutet schlicht: »bißfest« garen

Spaghetti in Thunfischsauce

400 g Spaghetti
Für die Sauce: 150 g Thunfisch in Öl (Abtropfgewicht) · 4 Sardellenfilets in Öl · 2 Knoblauchzehen · 500 g reife Tomaten oder 400 g Schältomaten aus der Dose · 2 EL Olivenöl · 1 getrocknete Chilischote · 2 TL Kapern · Salz

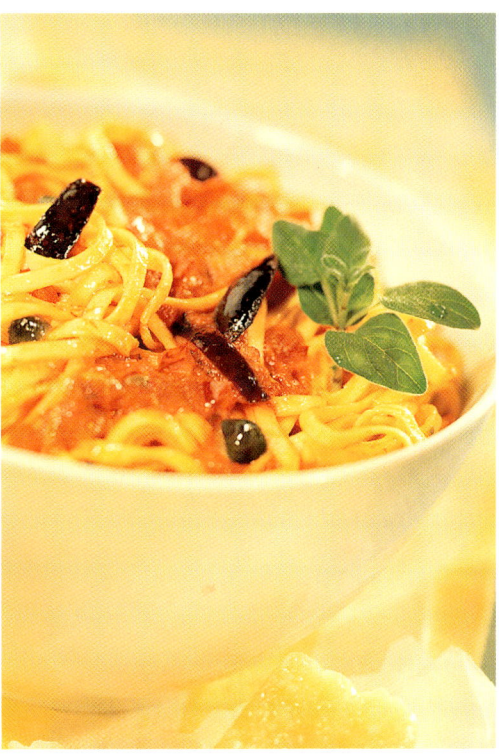

Fettuccine mit Kapern und schwarzen Oliven.

1 Den Thunfisch abtropfen lassen, mit einer Gabel zerkleinern, die Sardellen fein hacken. Den Knoblauch schälen und fein hacken. Frische Tomaten kurz überbrühen, häuten und würfeln. Schältomaten mit einer Gabel zerdrücken.

2 Das Olivenöl erhitzen, den Knoblauch und die zerdrückte Chilischote kurz anbraten, dann die Sardellen hinzufügen und kurz mitbraten. Die Tomaten dazugeben, alles salzen und zugedeckt bei mittlerer Hitze etwa 15 Minuten köcheln lassen.

3 Dann Thunfisch und Kapern dazugeben und zugedeckt weitere 10 Minuten köcheln lassen.

4 Inzwischen 4 l leicht gesalzenes Wasser zum Kochen bringen. Nudeln darin »al dente« kochen, abgießen, gut abtropfen lassen, und mit der Sauce mischen.

Pro Portion: etwa 540 kcal

Fusilli mit Geflügelleber und Broccoli

400 g Fusilli oder andere Spiralnudeln
Für die Sauce: 3 EL Olivenöl ·
200 g Hühnerleber · Salz · 200 g Zwiebeln · 2 EL Balsamessig ·
400 g Broccoli · frisch gemahlener schwarzer Pfeffer

1 Olivenöl in einer Pfanne erhitzen. Hühnerleber unter ständigem Rühren etwa 1 Minute an-

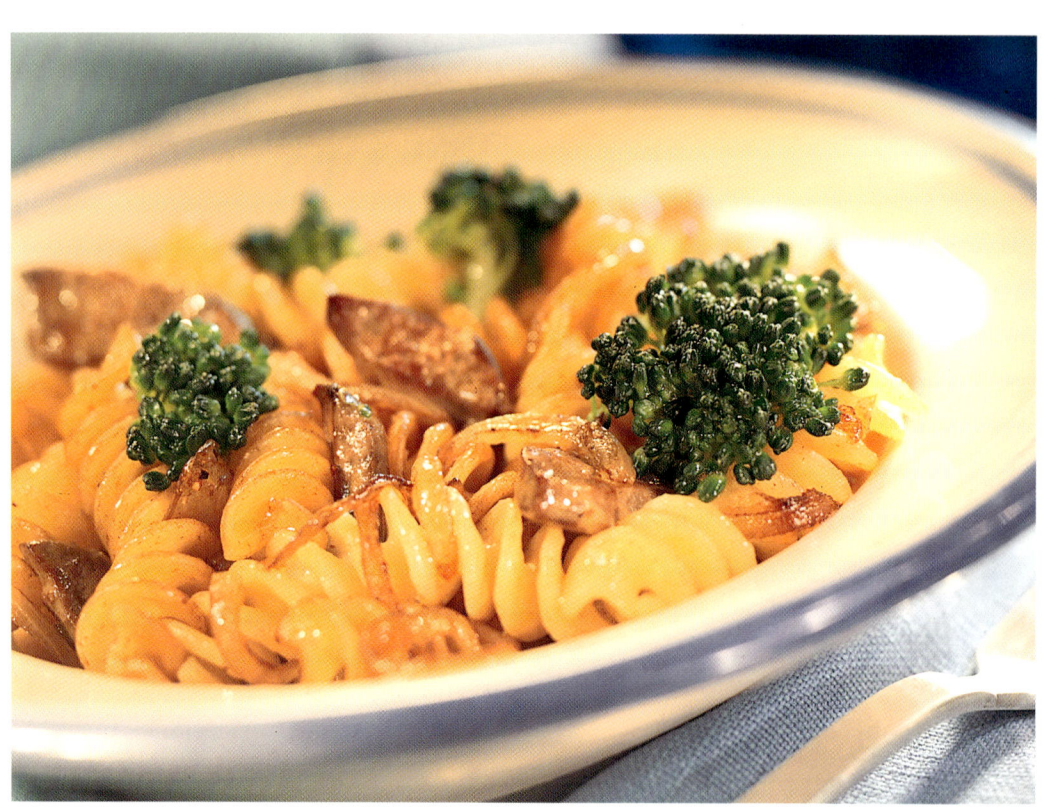

Fusilli mit Geflügelleber und Broccoli.

Die Mittelmeerküche hilft

braten, danach leicht salzen, aus der Pfanne nehmen und beiseite stellen.

2 Zwiebeln schälen, in dünne Scheiben schneiden, in die Pfanne geben und unter ständigem Rühren goldbraun anbraten. Mit Essig ablöschen. Pfanne beiseite stellen.

3 Nudeln in 4 l leicht gesalzenem Wasser »al dente« kochen. Während die Nudeln garen, Broccoli in Röschen teilen und in leicht gesalzenem kochendem Wasser in etwa 5 Minuten bißfest garen.

4 Nudeln abgießen, gut abtropfen lassen, zu den Zwiebeln in die Pfanne geben, die beiseite gestellte Leber und den Broccoli hinzufügen. Alles gut mischen, mit Salz und Pfeffer würzen und in einer vorgewärmten Schüssel servieren.

Pro Portion: etwa 530 kcal

Spaghetti mit Pesto

400 g Spaghetti
Für die Sauce: 3 Knoblauchzehen · 3 Bund Basilikum · 2 EL Pinienkerne · 1/8 l Olivenöl · 1/2 TL Salz · 50 g frisch geriebener Parmesan

1 Knoblauchzehen schälen. Mit Basilikumblättern und Pinienkernen pürieren und dabei langsam das Olivenöl zugießen.

2 Danach Salz und den geriebenen Käse von Hand unterziehen. Sollte die Pesto-Sauce zu fest werden, kann man sie mit 2–3 EL heißem Wasser oder, wie in Italien üblich, mit Nudelwasser geschmeidig rühren.

3 Spaghetti in 4 l leicht gesalzenem Wasser »al dente« kochen, abgießen, gut abtropfen lassen. Sofort in einer angewärmten Schüssel mit der Pesto-Sauce vermischen und servieren.

Pro Portion: etwa 590 kcal

Pesto gibt es auch fertig zu kaufen, doch selbstgemacht ist sie ein wahres Gedicht!

Abnehmen mit der Mittelmeerdiät

Tagliatelle mit Schinken und Kräutern

400 g Tagliatelle (Bandnudeln) Für die Sauce: 8 Blätter frischer Salbei · 1 Bund Petersilie · 300 ml Sahne · 250 ml trockener Weißwein · 150 g Parmaschinken oder luftgetrockneter roher Schinken · Salz · frisch gemahlener weißer Pfeffer

Parmaschinken besticht durch seinen zarten Geschmack

1 Salbei und Petersilie waschen, trockentupfen und fein hacken, Sahne in einem Topf erhitzen, Kräuter und Weißwein dazugeben und so lange köcheln, bis die Flüssigkeit etwa um ein Drittel reduziert ist.

2 Schinken in kleine Stücke schneiden und dazugeben und alles mit Salz und Pfeffer abschmecken.

3 Inzwischen die Nudeln in 4 l leicht gesalzenem Wasser »al dente« garen, abgießen und gut abtropfen lassen. In einer Schüssel sofort mit der Sauce vermischen.

Pro Portion: etwa 560 kcal

Penne in scharfer Chilisauce

400 g Penne (kurze, schräg angeschnittene Röhrennudeln) Für die Sauce: 100 g geräucherter, roher Schinken · 200 g frische Champignons oder andere Pilze · 500 g reife Tomaten oder 400 g Schältomaten aus der Dose · 2 Knoblauchzehen · 2 EL Olivenöl · 2 kleine getrocknete Chilischoten · Salz · 10 – 12 Basilikumblätter · 40 g frisch geriebener Parmesan

1 Schinken in feine Streifen schneiden. Pilze putzen und in Scheiben schneiden, Tomaten kurz überbrühen, häuten und würfeln. Dosentomaten zerdrücken. Knoblauch schälen, in feine Scheiben schneiden.

2 Olivenöl erhitzen, Schinken und Knoblauch leicht darin anbraten, Pilze dazugeben und unter Rühren 5 Minuten mitgaren. Tomaten und ganze Chilischoten zufügen, salzen und 15 Minuten zugedeckt köcheln lassen. Kurz vor Ende der Garzeit feingehackten Basilikum zufügen.

Unzerkleinert sorgt Chilie für angenehme Schärfe

3 Inzwischen Nudeln in 4 l leicht gesalzenem Wasser »al dente« kochen, abgießen, gut abtropfen lassen und mit der Sauce mischen. Dazu Parmesan reichen.

Pro Portion: etwa 570 kcal

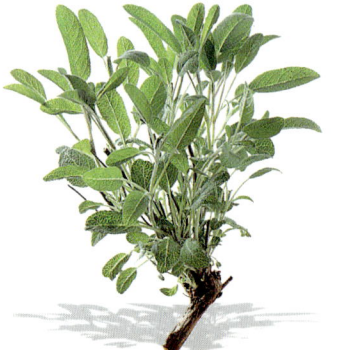

Reis und Hülsenfrüchte

Valencianische Paella

Eine Paella sollte man mit Freunden genießen, denn sie schmeckt um so besser, je größer die zubereitete Gesamtmenge ist. Deshalb hier ein Rezept für 6 Personen.

300 g rote Paprikaschoten · 600 g Fleischtomaten · 1 große Zwiebel · 5 Knoblauchzehen · 300 g frische oder tiefgekühlte Erbsen · 1 küchenfertiges Hähnchen (900 g) · 250 g Schweinelende · 400 g Venusmuscheln · 6 große rohe Garnelen · 1/8 l Olivenöl · Salz · frisch gemahlener schwarzer Pfeffer · 1 Döschen Safran (0,2 g) · 1 TL mildes Paprikapulver · 1 Lorbeerblatt · 1 l Fleischbrühe · 500 g Rundkornreis, beispielsweise italienischer Vialone oder Arborio-Reis · 1 Zitrone

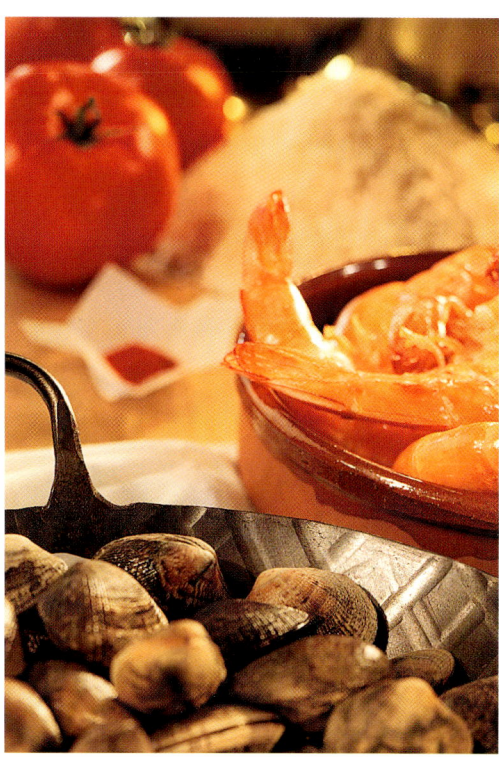

1 Backofen auf 250° vorheizen, die Paprikaschoten auf den Rost legen und 10–12 Minuten rösten, bis die Haut Farbe angenommen hat und Blasen wirft.

2 Die Schoten aus dem Backofen nehmen, in ein feuchtes Geschirrtuch einschlagen und abkühlen lassen. Danach enthäuten, längs aufschneiden, von den Kernen und Rippen befreien und in 1/2 cm breite Streifen schneiden.

3 Tomaten ins kochende Wasser kurz eintauchen, häuten, halbieren, Stielansatz entfernen und grob hacken. Zwiebel und Knoblauch schälen und fein hacken.

4 Hähnchen in 12 Stücke teilen, Schweinelende in Würfel schneiden, Muscheln unter fließendem Wasser gründlich abbürsten und Garnelen abwaschen.

5 Olivenöl in einer Pfanne oder großen Reine erhitzen und die Geflügelstücke darin von allen

Eine Paella zeichnet sich durch ihre vielen verschiedenen Zutaten aus.

Wichtig: Seiten anbraten. Mit Salz und Pfeffer würzen und herausnehmen. Danach mit den Fleischwürfeln ebenso verfahren.

6 In dem verbliebenen Olivenöl die Muscheln anbraten, bis sie sich geöffnet haben. Muscheln, die sich nach dem Anbraten nicht geöffnet haben, wegwerfen – sie sind ungenießbar!

Wichtig: Muscheln, die sich nicht öffnen, sind ungenießbar!

7 Danach die Garnelen anbraten, bis sie eine rote Farbe angenommen haben. Hähnchen, Fleisch und Meeresfrüchte warm stellen.

8 Im verbliebenen Bratfett Zwiebel und Knoblauch glasig dünsten. Dann die Tomaten und Erbsen dazugeben und zusammen etwa 5 Minuten dünsten. Mit Safran und Paprikapulver bestreuen, mit Salz und Pfeffer würzen.

9 Das Lorbeerblatt hinzufügen. In der Zwischenzeit die Fleischbrühe aufkochen. Den Reis zu den anderen Zutaten in die Pfanne geben, mit der kochenden Brühe aufgießen und etwa 25 Minuten köcheln lassen, bis der Reis fast alle Flüssigkeit aufgesogen hat.

10 Jetzt die Paprikastreifen untermischen, abschmecken und wenn nötig nachwürzen. Dann Hähnchenstücke, Fleischwürfel und die Meeresfrüchte unter den Reis heben. Die Pfanne oder Reine in den auf 180° vorgeheizten Backofen schieben und die Paella etwa 15 Minuten ziehen lassen. Danach sofort servieren.

Pro Portion: etwa 775 kcal

> **TIP!**
> ## Rezeptvariationen
>
> Anstelle von Hähnchen und Schweinefleisch können Sie auch Kaninchen verwenden. Für Paella del mar lassen Sie das Fleisch ganz weg und nehmen nur Fisch und Meeresfrüchte.

Risotto mit Kalbfleisch und Erbsen

2 Stangen Bleichsellerie · 1 mittelgroße Zwiebel · 150 g Kalbfleisch · 100 g Geflügelleber · 3/4 l Hühnerbrühe, eventuell Instant-Brühe · 4 EL Olivenöl · 200 g frische oder tiefgekühlte Erbsen · Salz · 250 g italienischer Rundkornreis Vialone oder Arborio · 3 EL frisch geriebener Parmesan

1 Sellerie putzen und waschen, Zwiebel schälen, beides fein hacken. Kalbfleisch in kleine Würfel schneiden, Geflügelleber in feine Streifen schneiden.

PRAXIS
Die Mittelmeerküche hilft

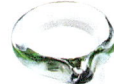

2 Brühe zum Kochen bringen. In der Zwischenzeit in einer Kasserolle das Olivenöl erhitzen und Zwiebel und Sellerie bei schwacher Hitze andünsten. Fleisch, Leber und Erbsen dazugeben, leicht salzen und 5 Minuten unter Rühren mitdünsten.

3 Den Reis zugeben, kurz mitziehen lassen, mit 1/2 Liter kochender Brühe angießen und bei mittlerer Hitze köcheln lassen. Nach etwa 15 Minuten umrühren, bei Bedarf etwas Brühe zugeben und weiterköcheln, bis das Risotto gar ist. Den Parmesan locker untermischen und abschmecken.

Pro Portion: etwa 440 kcal

Risotto auf vegetarische Art

> **TIP!**
> ### Rezeptvariationen
> Anstelle von Kalbfleisch und Geflügelleber kann man auch 300 g Steinpilze oder Maronenpilze verwenden. Die Zubereitung entspricht dem zuvor genannten Rezept.

Griechischer Reis mit Spinat

1 kg frischer Blattspinat oder 300 g tiefgekühlter Blattspinat · 200 g Zwiebeln · 2 EL Olivenöl · 200 g Langkornreis · Salz · frisch gemahlener weißer Pfeffer · 1 Prise frisch geriebene Muskatnuß · 1 unbehandelte Zitrone · 1 Becher (griechischer) Vollmilchjoghurt

Spinat frisch vom Markt oder tiefgekühlt

1 Spinat putzen, lange Stiele abknipsen, waschen, gut abtropfen lassen und in breite Streifen schneiden. Tiefgekühlten Blattspinat vorher auftauen lassen.

2 Zwiebeln schälen und in Scheiben schneiden. In einem Topf Olivenöl erhitzen und die Zwiebeln darin glasig dünsten. Spinat untermischen und bei mittlerer Hitze etwa 4 Minuten zugedeckt schmoren lassen.

3 Den Reis, 1/2 TL Salz und etwa 1/2 l Wasser zugeben, kurz aufkochen und bei schwacher Hitze etwa 20 Minuten zugedeckt garen lassen. Falls notwendig, Wasser während des Garens hinzufügen.

4 Mit Pfeffer, Salz und Muskat abschmecken und in einer Schüssel mit Zitronenachteln anrichten. Bei Tisch Zitronensaft und Joghurt auf den Reis geben.

Pro Portion: etwa 180 kcal

Lombardischer Linsentopf

300 g Linsen · 80 g durchwachsener Räucherspeck · 1 mittelgroße Zwiebel · 6 frische Salbeiblätter · 1 EL Tomatenmark · 3/4 l Fleischbrühe · frisch gemahlener schwarzer Pfeffer · Salz

Linsen rechtzeitig einweichen!

1 Linsen in reichlich Wasser 2–3 Stunden einweichen, anschließend auf einem Sieb gut abtropfen lassen.

2 Speck in Würfel schneiden und in einer Kasserolle ausbraten. Die Zwiebel schälen und würfeln, Salbeiblätter abbrausen, trockentupfen und in Streifen schneiden. Zwiebel und Salbei zum Speck in die Kasserolle geben und kurz anschwitzen.

3 Dann die Linsen hinzugeben und kurz mitdünsten. Das Tomatenmark mit etwas heißem Wasser verrühren und in die Kasserolle geben.

4 Zuvor erhitzte Fleischbrühe aufgießen und bei schwacher Hitze garen lassen. Nach etwa 30 Minuten die erste Garprobe machen. Danach gegebenenfalls etwas Wasser hinzugeben und zu Ende garen. Mit Pfeffer und Salz abschmecken.

Pro Portion: etwa 380 kcal

Spanischer Reis-Bohnentopf

150 g weiße Bohnen · 1 Knoblauchknolle · 1/2 l Fleischbrühe · 1 Döschen Safran (0,2 g) · 2 Lorbeerblätter · 300 g spanischer Rundkornreis oder italienischer Arborio oder Vialone · 2 große Fleischtomaten · 2 EL Olivenöl · 1 TL mildes Paprikapulver · Salz · frisch gemahlener weißer Pfeffer

1 Bohnen in reichlich Wasser über Nacht einweichen. Danach in einem Sieb abtropfen lassen und in 1 l frischem Wasser in etwa 1 Stunde weich kochen.

2 In der Zwischenzeit von der Knoblauchknolle 4 Zehen ablösen und beiseite legen. Die restliche Knolle in einen Topf geben, mit der Fleischbrühe aufgießen und aufkochen. Dann Safran und Lorbeerblätter dazugeben. Reis einstreuen und bei schwacher Hitze etwa 20 Minuten garen.

3 Die Tomaten überbrühen, häuten und würfeln. Olivenöl in einem großen Topf erhitzen, den restlichen Knoblauch schälen und ins heiße Öl pressen. Tomaten und Paprikapulver zugeben und etwa 5 Minuten dünsten.

4 Knoblauchknolle und Lorbeerblätter aus dem Reis nehmen. Die gekochten, abgetropften Bohnen und den Reis zu der Tomaten-Knoblauchmischung in den Topf geben, gut durchmischen und mit Salz und Pfeffer würzen.

Pro Portion: etwa 420 kcal

Fisch und Meeresfrüchte

Kabeljau Genueser Art

1 EL getrocknete Steinpilze · 1 Stange Bleichsellerie · 1 Bund Petersilie · 1 Karotte · 1 Zwiebel · 2 Knoblauchzehen · 3 Sardellenfilets in Öl · 2 EL Pinienkerne · 1 EL Kapern · 4 EL Olivenöl · 1/8 l klare Brühe · 800 g Kabeljaufilet · gemahlener weißer Pfeffer · Salz

1 Die Pilze in lauwarmem Wasser für etwa 30 Minuten einweichen, dann ausdrücken und zerkleinern. Bleichsellerie und Petersilie waschen und trockentupfen.

2 Die Karotte schaben, Zwiebel und Knoblauch schälen. Das vorbereitete Gemüse, die abgetropften Sardellenfilets, Pinienkerne und Kapern kleinhacken.

3 In einer flachen Kasserolle das Olivenöl erhitzen, die gehackten Zutaten darin bei schwacher Hitze 10 Minuten anbraten und anschließend mit der Hälfte der Brühe ablöschen. Den Backofen auf 170° vorheizen.

4 Den Fisch abbrausen und trockentupfen, mit Pfeffer und Salz einreiben und in die Kasserolle geben. Den Gemüsefond auf

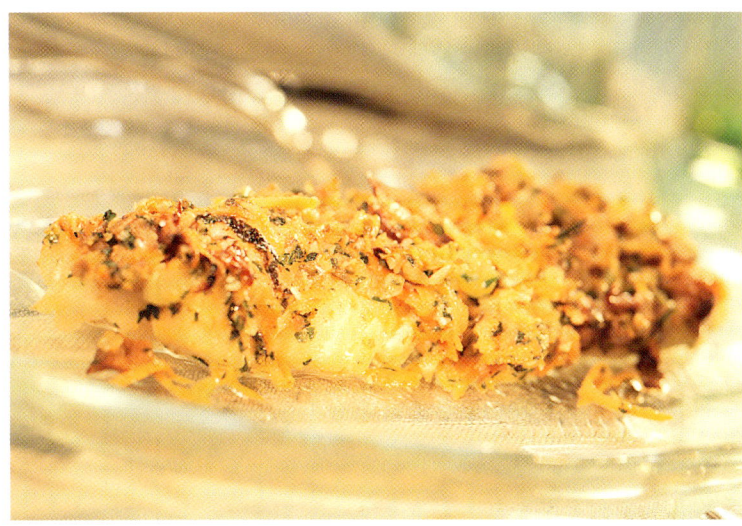

Kabeljau Genueser Art ist ein raffiniertes und dennoch leichtes Gericht.

dem Fisch verteilen. Die Kasserolle verschließen und in den vorgeheizten Backofen stellen.

5 Etwa 30–35 Minuten garen, dabei einmal wenden und ab und zu mit dem Bratfond beträufeln, falls nötig, etwas Brühe nachgießen.

Pro Portion: etwa 260 kcal

Baskische Thunfisch-Kasserolle

Zu allen Fischgerichten Stangenweißbrot reichen

1 große Zwiebel · 4 Knoblauchzehen · 1 große grüne Paprikaschote · 500 g Fleischtomaten · 2 EL Olivenöl · 1 frische Chilischote · Salz · schwarzer Pfeffer · 2 TL mildes Paprikapulver · 400 g Kartoffeln · 1/4 l trockener Weißwein · 600 g Thunfisch · Saft von 1 Zitrone

1 Zwiebeln und Knoblauch schälen und fein hacken. Paprika waschen, putzen und in schmale Streifen schneiden. Tomaten überbrühen, häuten und würfeln.

2 Olivenöl in einem großen Topf erhitzen. Zwiebel darin andünsten, Knoblauch dazupressen, Paprikastreifen untermischen und bei schwacher Hitze etwa 5 Minuten dünsten.

3 Die entkernte und in schmale Streifen geschnittene Chilischote mit den Tomaten hinzufügen, mit Salz, Pfeffer und Paprikapulver würzen, gut durchrühren und etwa 10 Minuten dünsten.

4 Inzwischen die Kartoffeln schälen und in Würfel schneiden. Die Kartoffelwürfel zusammen mit dem Weißwein zum Gemüse in den Topf geben und untermischen. Alles zugedeckt etwa 25 Minuten köcheln lassen.

5 Thunfisch kalt abspülen, trockentupfen und in etwa 2 cm große Würfel schneiden, mit dem Zitronensaft beträufeln, leicht salzen und pfeffern und ebenfalls in den Topf geben. Alles zusammen weitere 8–10 Minuten garen. Falls nötig, mit Salz und Pfeffer nachwürzen.

Pro Portion: etwa 540 kcal

Goldbrasse mit Kartoffeln

5 mittelgroße Kartoffeln · 2 Knoblauchzehen · 1 frische Goldbrasse (etwa 800 g) oder eine andere Brassenart, küchenfertig vorbereitet · Salz · frisch gemahlener schwarzer Pfeffer · 2 Rosmarinzweige · 6 EL Olivenöl · 6 Salbeiblätter · 1/8 l trockener Weißwein · 1 Zitrone

1 Kartoffeln schälen und in Stücke schneiden. Knoblauch schälen. Den Fisch abbrausen

Denselben Weißwein auch zum Essen reichen!

und trockentupfen. Dann innen und außen salzen und pfeffern und mit dem Knoblauch und 1 Rosmarinzweig füllen. Backofen auf 200° vorheizen.

2 Gratinform mit 2 EL Olivenöl ausfetten. Kartoffeln hineingeben, Salbei und einen Rosmarinzweig darauf legen, mit 1 EL Olivenöl beträufeln, salzen, pfeffern und etwa 15 Minuten backen.

3 Den Fisch auf die Kartoffeln legen, mit 1 EL Olivenöl beträufeln und 30–35 Minuten garen. Ab und zu etwas Wein angießen. Die Goldbrasse mit den Kartoffeln anrichten, mit 2 ÖL Olivenöl beträufeln und servieren.

Pro Portion: etwa 410 kcal

Garnelen in Sardellen-Tomatensauce

32 mittelgroße Garnelen mit Schale (frisch oder tiefgekühlt etwa 800 g) · 4 Knoblauchzehen · 5 Sardellenfilets in Öl · 6 EL Olivenöl · 1/8 l trockener Weißwein · 1 Packung gewürfelte Tomaten (500 g) · Salz · 1 Chilischote · schwarzer Pfeffer · 1 Bund Petersilie

1 Die Garnelen waschen und abtropfen lassen, tiefgekühlte Garnelen vorher auftauen lassen. Knoblauch schälen, Sardellenfilets abtropfen lassen und beides zusammen fein hacken.

2 Olivenöl in einer großen, flachen Kasserolle erhitzen, Knoblauch und Sardellen unter

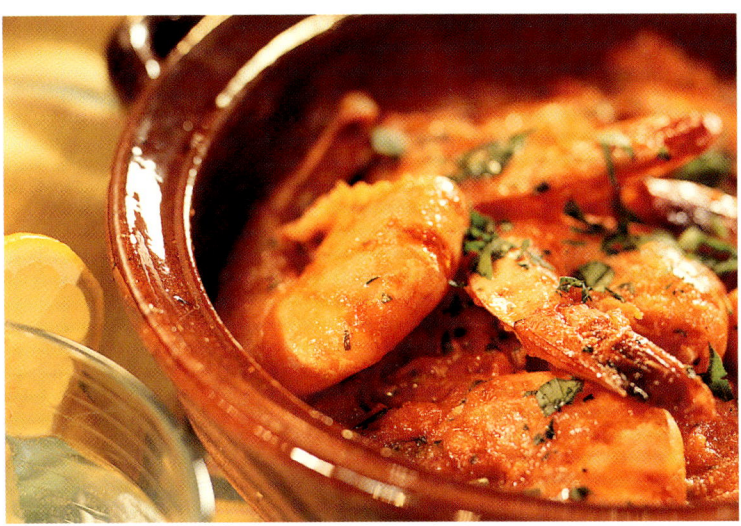

Garnelen in Sardellen-Tomatensauce sind ein ideales Gericht für Gäste.

Abnehmen mit der Mittelmeerdiät

Rühren leicht anbraten. Dann den Weißwein angießen und bei starker Hitze verdampfen lassen.

3 Die Tomatenwürfel in die Kasserolle geben und mit Salz und zerdrückter Chilischote würzen. Die Sauce bei mittlerer Hitze etwa 30 Minuten einkochen lassen. Inzwischen Petersilie fein hacken.

4 Garnelen in die Kasserolle geben und zugedeckt bei schwacher Hitze 20 Minuten garen.

5 Zuletzt salzen, pfeffern und vorsichtig die Petersilie unterheben. Die Garnelen in der Kasserolle servieren.

Pro Portion: etwa 330 kcal

Spanische Knoblauchgarnelen

> Knoblauchgarnelen können Sie auch als Vorspeise reichen

800 g rohe ungeschälte Garnelen · 2 frische rote Chilischoten · 8 Knoblauchzehen · 6 EL Olivenöl · Salz · frisch gemahlener schwarzer Pfeffer

1 Die Garnelen aus den Schalen lösen, am Rücken aufschlitzen und den Darm entfernen. Kurz abbrausen und trockentupfen.

2 Die Chilischoten waschen, von den Kernen befreien und in schmale Ringe schneiden. Knoblauchzehen schälen und längs vierteln.

3 Das Olivenöl in einer Pfanne stark erhitzen. Chiliringe, Knoblauch und Garnelen hineingeben, leicht salzen, pfeffern und 2–3 Minuten bei starker Hitze garen.

4 Die Knoblauchgarnelen sofort servieren. Dazu unbedingt Weißbrot zum Auftunken der Sauce servieren.

> Wichtig: reichlich Weißbrot für die Sauce!

Pro Portion: etwa 300 kcal

Fleischgerichte – Solisten in der Mittelmeerküche

Als Hauptgericht werden Fleischgerichte in der Mittelmeerküche oft nach einer Vorspeise als eigenständiges Gericht ohne Beilagen wie Gemüse und Kartoffeln serviert. Vielfach wird nur Brot dazu gereicht, mit dem man die würzigen Saucen auftunkt.

Saltimbocca

8 dünne Kalbsschnitzel (etwa 500 g) · 8 frische Salbeiblätter · 3 EL Olivenöl · 8 Scheiben Parmaschinken oder luftgetrockneter roher Schinken · Salz · frisch gemahlener weißer Pfeffer · 4 EL Weißwein

Die Mittelmeerküche hilft

1 Kalbsschnitzel leicht klopfen, Salbeiblätter abbrausen und trocken tupfen.

2 Olivenöl in einer großen Pfanne erhitzen und die Salbeiblätter darin etwa 1 Minute schwenken, herausnehmen und beiseite legen. Die Schinkenscheiben in dem Salbei-Öl von beiden Seiten leicht anbraten, herausnehmen und ebenfalls beiseite stellen.

3 Kalbsschnitzel in der gleichen Pfanne pro Seite etwa 2 Minuten braten, etwas salzen und pfeffern.

4 Kalbsschnitzel auf einer vorgewärmten Platte mit je 1 Scheibe Schinken anrichten und mit je 1 Salbeiblatt garnieren, abdecken und warm stellen.

5 Den Bratenfond mit Weißwein und 2 EL Wasser ablöschen, die Sauce gut verrühren und über die Kalbsschnitzel gießen. Saltimbocca sofort servieren.

Pro Portion: etwa 280 kcal

TIP!
Kulinarischer Salto

Eine Saltimbocca springt Ihnen, wörtlich übersetzt, buchstäblich in den Mund – so appetitanregend und verlockend präsentiert sie sich. Lassen Sie sich diesen kulinarischen Salto also genüßlich auf der Zunge zergehen!

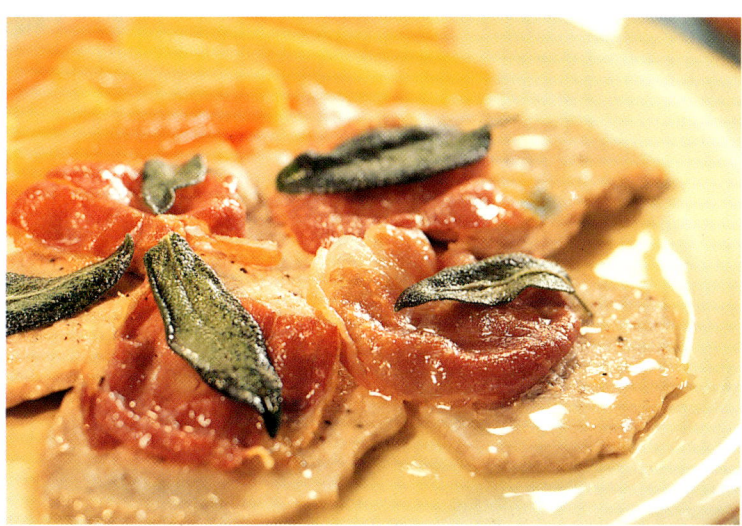

Saltimbocca, die zarten Kalbsschnitzel, sind rasch und leicht zuzubereiten.

Abnehmen mit der Mittelmeerdiät

Vitello tonnato

Auch in Italien eine absolute Delikatesse

1 Stange Bleichsellerie · 1 Möhre · 1 Zwiebel · 1 Lorbeerblatt · 2 Gewürznelken · 500 g Kalbfleisch aus der Nuß · 1/2 l trockener Weißwein · Salz · 100 g Thunfisch in Öl (Abtropfgewicht) · 2 Sardellenfilets in Öl · 1 Eigelb · 2 EL Kapern · 1 unbehandelte Zitrone · 1/8 l Olivenöl · frisch gemahlener schwarzer Pfeffer

1 Sellerie, Möhre und Zwiebel putzen und grob zerteilen, zusammen mit dem Lorbeerblatt, den Gewürznelken, dem Fleisch und dem Weißwein in einen Topf geben und zugedeckt im Kühlschrank etwa 24 Stunden ziehen lassen.

2 Nun so viel Wasser angießen, daß das Fleisch gerade bedeckt ist, mit etwas Salz aufkochen und bei schwacher Hitze etwa 1 Stunde gar ziehen.

3 Danach das Fleisch im Sud abkühlen lassen. Thunfisch und die Sardellenfilets gut abtropfen lassen und mit dem Eigelb, 1 EL Kapern und dem Saft einer 1/2 Zitrone mischen sowie fein pürieren. Mit Olivenöl und einigen EL Brühe vom Sud nach und nach zu einer sämigen Sauce rühren und mit Salz und Pfeffer abschmecken.

4 Das Fleisch aus dem abgekühlten Sud nehmen, in dünne Scheiben schneiden und auf einer Platte anrichten, gleichmäßig mit der Sauce überziehen und 3–4 Stunden abgedeckt kühl stellen.

5 Vor dem Servieren restliche Zitrone in dünne Scheiben schneiden, die Fleischplatte damit garnieren, restliche Kapern darüberstreuen.

Pro Portion: etwa 465 kcal

Eignet sich auch für ein kaltes Büfett

Baskisches Hähnchen

2 große rote Paprikaschoten · 2 große grüne Paprikaschoten · 100 g luftgetrockneter roher Schinken · 4 Knoblauchzehen · 300 g Schalotten · 1 kleines, küchenfertiges Hähnchen (etwa 900 g) · 3 EL Olivenöl · Salz · frisch gemahlener schwarzer Pfeffer · 4 EL Tomatenmark · 1/4 l trockener Weißwein

1 Backofen auf 250° vorheizen. Paprikaschoten 10–12 Minuten rösten, bis die Haut Blasen wirft, herausnehmen, in ein feuchtes Geschirrtuch einschlagen und abkühlen lassen. Den Backofen auf 150° zurückschalten.

2 Die abgekühlten Paprikaschoten häuten, vom Stielansatz und Kernen befreien und in schmale Streifen schneiden. Schinken in kleine Stücke schneiden, Knoblauchzehen und Schalotten schälen. Das Hähnchen in 4 Teile zerlegen.

3 Olivenöl in einem Bräter erhitzen, die Hähnchenteile darin bei mittlerer Hitze hellbraun anbraten. Leicht salzen, pfeffern und herausnehmen. Die Zwiebeln im verbliebenen Öl hellbraun anbraten, Schinken und Tomatenmark unterrühren.

4 Den Knoblauch dazupressen, Paprikastreifen dazugeben und mit Weißwein angießen. Zum Schluß die Hähnchenteile darauf legen und zugedeckt etwa 50 Minuten schmoren lassen.

Pro Portion: etwa 530 kcal

Kaninchen mit Oliven

Ein Kaninchen reicht für 6 Personen. Laden Sie sich also ein paar Freunde zum Essen ein, denn auch alle anderen Zutaten dieses Rezeptes sind für 6 Personen berechnet.

1 küchenfertiges Kaninchen (etwa 1,6 kg) · je 1 Zweig frischer Rosmarin, Thymian, Oregano oder 1–2 TL getrocknete Kräuter der Provence · 3 EL Olivenöl · Salz · schwarzer Pfeffer · 2 Knoblauchzehen · 1/8 l trockener Rotwein · 150 g grüne Oliven · 150 g schwarze Oliven · 300 g Tomaten

1 Kaninchen in 6 Teile zerlegen. Kräuter abbrausen, trockentupfen, Blättchen von den Stengeln

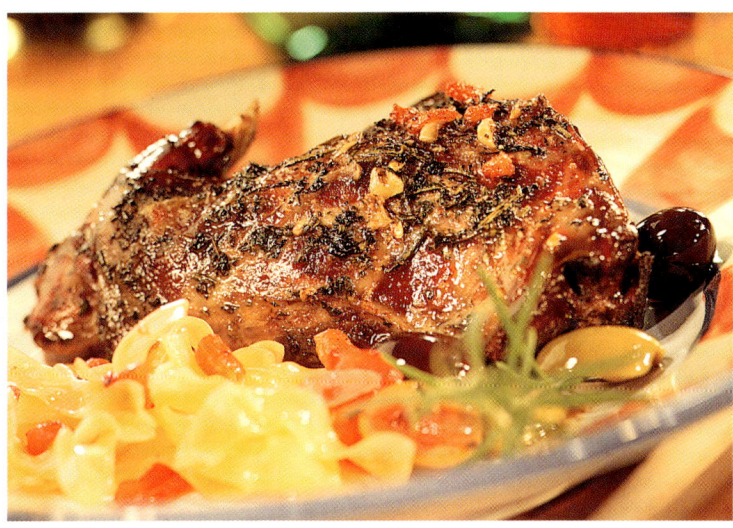

Kaninchen mit Oliven – ein tolles Gericht für Gäste.

abzupfen. Mit Olivenöl, Salz und Pfeffer verrühren und das Fleisch damit einreiben.

Die Oliven geben diesem Gericht seinen charakteristischen Geschmack

2 1/4 l Wasser in einen Bräter gießen, Fleisch hineinlegen und zugedeckt im Backofen bei 200° 30 Minuten garen.

3 Knoblauch schälen und fein hacken. Zusammen mit dem Rotwein und 1/8 l Wasser zum Kaninchen geben und dies weitere 15 Minuten zugedeckt garen.

4 Oliven entsteinen, Tomaten mit heißem Wasser übergießen, häuten und grob würfeln. Beides zum Fleisch geben und weitere 15 Minuten offen zu Ende garen. Nach Bedarf noch etwas mit Wasser verdünnten Rotwein nachgießen.

Pro Portion: etwa 410 kcal

TIP!
Rechtzeitig bestellen

Kaninchen wie auch Lammkeule wie für nachstehendes Gericht sind nicht überall und jederzeit erhältlich. Bestellen Sie das Fleisch also gegebenenfalls rechtzeitig bei Ihrem Metzger!

Kastilische Lammkeule

1 Lammkeule ohne Knochen (800 g) · 1/2 l trockener Weißwein · 3 EL Weißweinessig · 3 Lorbeerblätter · je 1 Zweig Thymian und Rosmarin · 6 Wacholderbeeren · 1 TL schwarze Pfefferkörner · 1 große Zwiebel (200 g) · 4 Knoblauchzehen · 2 Möhren (200 g) · 1 große Fleischtomate (200 g) · Salz

1 Die Lammkeule in einen Topf legen, mit Wein und Essig übergießen. Lorbeerblätter, Thymian, Rosmarin, Wacholderbeeren und Pfeffer dazugeben.

2 Die Zwiebel und den Knoblauch schälen und fein hacken. Möhren schälen und in kleine Würfel schneiden. Tomate überbrühen, häuten und das Fruchtfleisch grob zerteilen.

3 Das Gemüse salzen und auf der Lammkeule verteilen. Den Topf zudecken und die Lammkeule über Nacht marinieren.

Lammkeule über Nacht marinieren

4 Am nächsten Tag die Lammkeule aufkochen und dann zugedeckt bei schwacher Hitze in etwa 1 1/2 Stunden gar ziehen lassen. Die Lammkeule portionieren und im Sud servieren.

Pro Portion: etwa 590 kcal

Zum Nachschlagen

Bücher, die weiterhelfen

Aus dem Gräfe und Unzer Verlag:

Bohlmann, Friedrich, *Schlank und fit ohne Diät*

Braunschweig, Ruth von, *Pflanzenöle. 30 Starke Helfer für die Gesundheit*

Illies, Angelika, *Cholesterinspiegel im Griff*

Pospisil, Edita, *Knoblauch. Gesund bis in die kleinste Zehe*

Pospisil, Edita, *Cholesterinspiegel senken*

Pospisil, Edita, *GU Kompaß Cholesterinspiegel*

Bücher rund um die Mittelmeerküche

Alberti, Miranda, *Küchen der Welt: Italien*

Casparek, Türkkan, Erika, *GU Küchenratgeber Türkisch kochen*

Endin, Funda, *Küchen der Welt: Türkei*

Hess, Reinhard, *GU Küchenratgeber Griechische Inselküche*

Rosales de Molino, Cornelia, *Küchen der Welt: Spanien*

Sälzer, Sabine, Hess, Reinhard, *Die echte italienische Küche*

Schinharl, Cornelia, *Vegetarische Mittelmeerküche*

Schinharl, Cornelia, *Toskana zu Hause genießen*

Szwillus, Marlisa, *GU Küchenratgeber Italienisch Kochen*

Adressen, die weiterhelfen

Deutsche Gesellschaft zur Bekämpfung von Fettstoffwechselstörungen und ihren Folgeerkrankungen DGFF (Lipid-Liga e.V.)
Belfortstraße 8
81667 München

Deutsche Liga zur Bekämpfung des hohen Blutdrucks e.V. –
Deutsche Hypertoniegesellschaft
Postfach 10 20 40
69120 Heidelberg

Deutsche Gesellschaft für Prävention und Rehabilitation von Herz-Kreislauferkrankungen e.V.
Rizzastraße 34
56068 Koblenz

Deutscher Diabetiker Bund DDB e.V.
Danziger Weg 1
58511 Lüdenscheid

Sachregister

A

Abbauprodukte 47
Abnehmen 62
Abwehrkräfte 41
Alkohol 55
Alzheimer 58
Angina-Pectoris 50
Anthocyane 46, 48
Antioxidantien 46, 53
Arterienverkalkung 58
Arterienverschluß 54, 58
Arteriosklerose 38, 45, 49, 54, 56, 58, 62
Arthritis 58

B

Ballaststoffe 16, 22, 24, 40, 56, 69
Beta-Carotin 44, 59
Bewegung 65
Bioaktive Stoffe/Substanzen 16, 24
Blutdruck 55, 66
Blutfette 17, 50, 53
Blutgefäße 38
Blutgerinnung 53, 58
Blutgerinnsel 54
Bluthochdruck 17, 48, 50, 53, 55
Blutzellen 41
Blutzucker 40
Blutzuckerspiegel 56
Body-Mass-Index/BMI 62
Brot 16, 40, 52
Brustkrebs 48, 59
Butter 17

C
Carotinoide 44, 59
Cholesterin 22, 38, 41, 45f, 53, 57, 66
Cholesterinspiegel 38, 47, 54

D
Darmkrebs 47
Diabetes 57
Dickdarmerkrankungen 41
Dickdarmkrebs 48
Dünsten 69

E
Eiweiß 43
Energieverbrauch 65
Enzyme 41

F
Fett 22, 32, 40, 43, 51
Fette, gehärtete 39
Fettpillen 62
Fettsäuren 32, 38
Fettstoffwechsel 48
Fibrinogen 53, 58
Fisch 28, 39, 54, 68
Fischöle 39, 54
Flavonoide 46
Fleisch 68
Folsäuren 42, 59
Freßfeinde 43
Freßzellen 54
Frühstück 69

G
Gallensäure 41
Gangrän 50
Gebärmutter-Krebs 59
Gefäßerkrankungen 38
Gefäßschädigungen 57
Gemüse 40, 51, 68
Getreide/Getreideprodukte 16, 19, 40f, 52
Gewichtsreduzierung 65
Glucosinolate 46
Grauer Star 58

H
Herzerkrankungen, koronare 15, 17, 38
Herzinfarkt 50, 53f, 58
Herzkranzgefäße 50, 57
Herz-Kreislauf-Erkrankungen 17, 48, 49, 53, 62
Herzrhythmusstörungen 50
Homocystein 58
Homocysteinspiegel 42
Hormone 41
Hülsenfrüchte 23, 41, 51f

I
Infektionskrankheiten 41
Indole 47
Insulin 56

J
Jod

K
Kalium 42, 55
Kalorien 40
Kalorienbedarf 65
Kartoffeln 52
Kohlenhydrate 16, 22, 40, 44, 56
Kohl- und Wurzelgemüse 22
Koronarsklerose 50
Kräuter 25
Krebs/Krebserkrankungen 38, 44, 46, 48, 49, 58
Krebsvorbeugung 59
Kretadät 14
Küchentips 67

L
Lebenserwartung 15
Linolensäuren 33
Linolsäuren 33
Lipoproteine 54
Lycopin 45, 59, 67

M
Margarine 17
Magen-Darm-Krebs 59
Magenkrebs 47
Magnesium 42
Meeresfrüchte 28, 39, 54
Mineralstoffe 16, 41, 42
Mittelmeerdiät/-kost 14, 38
Mittelmeerkost-Pyramide 18
Monoterpene 47

N
Nahrung/Nahrungsmittel, pflanzliche 16, 40, 44
Nahrungsfette 16
Natrium 56
Neuralrohrdefekt 42
Nitrosamine 47
Nudeln 20, 40, 52

O
Obst 40, 51, 68
Öle, pflanzliche 17
Olivenöl 17, 29, 38
Oxidation 42
Oxidationsvorgänge 58

P
Parkinson 58
Pektine 41
Pflanzeninhaltsstoffe/Pflanzenstoffe, sekundäre 16, 24, 33, 43ff, 48, 59
Phenolsäuren 46
Phytoöstrogene 59
Phylosterine 47
Pilze 43
Polyphenole 35, 46
Prostatakrebs 48, 59
Provitamin A 42, 45, 59

R
Radikale, freie 42, 45, 57
Reis 20, 52
Rheuma 58
Rotwein 16, 33, 48, 51, 54

S
Saponine 47
Schaumzellen 54
Schilddrüsenhormone 43
Schlaganfall 50, 53f, 56, 58
Schlankmacher 62
Schutzstoffe, pflanzliche 43
Selen 42

Senföle 47
Sieben-Länder-Studie 15f
Sport 66
Spurenelemente 24
Stärke 40
Stoffwechsel 41, 57
Sulfide 47

T
Thrombose 46f, 53f
Tiefkühlkost 67
Tomaten 67
Trans-Fettsäuren 39
Triglyzeride 53f

U
Übergewicht 17, 48, 62, 70

V
Verdauung 41
Vitamin B 59
Vitamine 16, 24, 41, 68
Vitamine, antioxidativ wirkende 42, 57

Z
Zellulose 41
Zivilisationskrankheiten 49
Zucker 40
Zuckerkrankheit 17, 48, 50, 53, 56
Zuckerstoffwechsel 66

Rezeptregister

A
Auberginen, Marinierte Auberginen 70

B
Baskisches Hähnchen 90
Baskische Thunfisch-Kasserolle 86
Bruschetta 72

F
Fettucine mit Kapern und schwarzen Oliven 76
Fusilli mit Geflügelleber und Broccoli 78

G
Garnelen in Sardellen-Tomatensauce 87
Garnelen, Spanische Knoblauchgarnelen 88
Gefüllte Paprikaschoten 76
Gefüllte Tomaten 71
Gefüllte Zucchini 75
Goldbrasse mit Kartoffeln 86
Griechischer Gemüsetopf 74
Griechischer Reis mit Spinat 83

H
Hähnchen, Baskisches Hähnchen 90

K
Kabeljau Genueser Art 85
Kalbfleisch mit Salbei, Saltimbocca 88
Kalbfleisch mit Thunfischsauce, Vitello Tonnato 90
Kaninchen mit Oliven 91
Kastilische Lammkeule 92

L
Lammkeule, Kastilische Lammkeule 72
Lombardischer Linsentopf 84

M
Marinierte Auberginen 70

P
Paella, Valencianische Paella 81
Paprikaschoten, Gefüllte Paprikaschoten 76
Paprikaschoten Piemonteser Art 73
Penne in scharfer Chilisauce 80

R
Reis, Griechischer Reis mit Spinat 83
Reis, Spanischer Reis-Bohnentopf 84
Risotto mit Kalbfleisch und Erbsen 82

S
Saltimbocca 88
Spaghetti in Thunfischsauce 77
Spaghetti mit Pesto 79
Spanische Gemüseplatte 74
Spanische Knoblauchgarnelen 88
Spanischer Reis-Bohnentopf 84

T
Tagliatelle mit Schinken und Kräutern 80
Thunfisch, Baskische Thunfisch-Kasserolle 86
Tomaten, Gefüllte Tomaten 71

V
Valencianische Paella 81
Vitello tonnato 90

W
Walnüsse auf Ruccolabett 72

Z
Zucchini, gefüllte Zucchini 75

Wichtiger Hinweis

In diesem Ratgeber wird die traditionelle Mittelmeerkost einer falschen, einseitigen Ernährungsweise und ihren Folgen gegenübergestellt. Jeder Leser/jede Leserin ist aufgefordert für sich zu entscheiden, inwieweit er/sie die Ernährung umstellen möchte. Wenn Sie an den im Buch genannten Riosikofaktoren (Zuckerkrankheit, Bluthochdruck, Übergewicht …) leiden, die zu Herz-Kreislauf-Erkrankungen führen, oder wenn Sie bereits einen Herzinfarkt oder Schlaganfall hatten, besprechen Sie bitte Ihren Ernährungsplan immer erst mit Ihrem Arzt.

Impressum

© 1999 Gräfe und Unzer Verlag GmbH, München. Alle Rechte vorbehalten. Nachdruck, auch auszugsweise, sowie Verbreitung durch Film, Funk und Fernsehen, durch fotomechanische Wiedergabe, Tonträger und Datenverarbeitungssysteme jeder Art nur mit schriftlicher Genehmigung des Verlages.

Redaktion: Angela Hermann-Heene
Lektorat: Dr. Carla Meyer
Bildredaktion: Christine Majcen-Kohl

Fotos: Werner Blessing, Styling: Jeanette Heerwagen; weitere Fotos: AKG S. 13; Bavaria S. 35; Barbara Bonisolli S. 18 (Melonen); Europäische Gemeinschaft S. 30, 32; Image Bank S. 15 (Charles Mahaux), 40, 57 (White Packert); Mauritius S. 18 (Joghurt – Claasen), 23 (AGE), 28, 51 (Poehlmann); Schmitz S. 6/7, 18 (Rotwein), 24, 26 (Teetasse), 46, 59, 75, 83; Stockfood S. 18 (Tomate, Olivenöl), 31, 34, 48, 52, 68, 79; Tony Stone: Cover; Teubner S. 18 (Spaghetti), 22, 25, 26 (Salbei), 27, 29, 43, 80

Umschlaggestaltung: independent Medien-Design
Innenlayout: Heinz Kraxenberger
Produktion: Ina Hochbach
Satz: Easy Pic Library
Lithos: Fotolito Longo, Bozen
Druck: Appl, Wemding
Bindung: Sellier, Freising

ISBN: 3-7742-3188-5

Auflage	6.	5.	4.	3.	2.	1.
Jahr		04	03	02	01	00 99